時報出版

新冠病毒威震八方的省思

戰疫浮生錄

壺里—著

病毒乾坤大　封城日月長

　　我們生來就和各種病毒一起生存在這個美麗的星球，彼此平時像兄弟一般和平相處。不過，它們也有不爽的時候，這時我們就要感冒、拉肚子了。兄弟最怕反目成仇，出手常常又狠又猛。病毒也不例外，一旦發飆，倒楣的是必然是人類，悻悻然地慘遭荼毒！

　　這次事件源頭的武漢，為防堵新冠肺炎疫情擴散，在2020年除夕夜毫無預警且大規模地封城，震驚全世界。可惜的是，沒有震醒西方國家的領導人！新冠病毒為什麼會相中武漢，成為擴展到全球的基地，可能永遠無解。也許貪婪是所有問題的癥結。無論是蝙蝠、穿山甲或果子狸，都不是常人的佳餚。有人逞一時的物慾，不意換來生靈塗炭的禍患！也許病毒借刀殺人，就像登山客不小心捅到蜂窩，這回還是特大號的虎頭蜂窩，那麼首當其衝的武漢人就成了代罪羔羊。也許造物主擬藉庚子年懲罰人類，我們就要平心靜氣地檢討。很意外的是，劫後餘生的武漢人，成了劫後英雄！是時也？還是命也！

這是一場世界大戰，參戰的國家和受害人的規模，不輸前兩次世界大戰！當然，這是人和新冠病毒的戰爭，沒有槍炮聲、也沒有煙硝味！身為敵方的病毒，善於偽裝、變裝，攻城掠地，無堅不克。身為萬物之靈的人類，居然失靈，還一路屈居下風！新冠病毒沒有三頭六臂，竟然成了民主社會的照妖鏡，照盡濫用自由，不戴口罩、不守規範，到處幫它們傳播的人，害慘無數無辜的同胞！死者固然悲慘，活者也多受到後遺症長期的折磨，還使美國人折壽整整一年！

晚清作者李寶嘉（1867 年～ 1906 年）所寫的小說《官場現形記》，揭露官僚的「卑鄙齷齪」。不懂得舞文弄墨的新冠病毒，竟然勝過《官場現形記》，到處打出人類自私的原形！有教徒以為上帝或神明足以護身，殊不知病毒魔高一丈！不信邪、不信科學、妄自尊大的領導人，毫無例外地，害慘國家，成為殃民的禍首！

因病毒而封城、鎖國，對人類及各行各業的影響，毫無疑問地是巨大且深遠的。足不能出戶，旅遊、航空業受創嚴重。靠顧客自行上門的實體店面，也是哀鴻遍野。學生不能上學，不能和同學、老師面對面互動，並享受校園生活的逸趣，對於學子身心靈發展的戕害，絕對難以估計！夫妻鎖在

家中，日久還能生情者少，反而失和、家暴、離婚頻傳。貧富懸殊加深，「還沒病死，就先餓死」的人增多，但是，賺到「災難財」，利潤豐厚到足以拯救全世界「疫後窮人」的富人也不少，真是諷刺！

這場戰爭，才只打了一年，卻令人感到好像過了一甲子。太多意想不到的事情，竟意外曝光。有的動物成了陪人受害的祭品，也有的趁無人騷擾，享受難得的時光，逍遙一下！

我們和大多數人一樣，不是和新冠病毒捉對廝殺的戰士。我們沒有現場的資料，筆者只能仿效柏楊當年用鄧克保的筆名，寫下《異域》這則血光沖天，不在自己的國土打仗，卻執行保家衛國的故事！台灣能守得住，不讓新冠病毒肆虐，應該有很多人會記上一筆。但是這病毒橫行全球，留下不少血跡斑斑的故事，卻不容輕易放過。我們無法記錄這場世界大戰所有參戰國的疫情，也不打算探討新冠病毒如何進入人體致病、如何治療和使用疫苗預防感染的最新進展，太多變數左右我們的判斷，甚至於無法預測終戰在何時。但是可以從這一年多的戰疫，看到無數人性醜陋的一面，也感受到許多人性光輝的一面！這是本書想要表達的重點。

《水滸傳》第 28 回〈武松醉打蔣門神〉，寫武松到了

蔣門神所霸佔的酒店，看到門口的對聯是：「醉里乾坤大，壺中日月長。」這是古代酒店為了招徠酒客看的典型對聯。新冠病毒橫行難阻、威震八方，絕對堪比「乾坤大」。因不幸封城，人類彷彿活在「壺中」，日子難過，堪比「日月長」。渺小的筆者也不例外，僥倖活在壺中，卻還能擁有一方之地，故以「壺里」自命。

本書引用的每一項資料，絕對有跡可尋。它們像一塊又一塊堅硬的骨頭，筆者只是將它們串在一起，型塑骨架，並賦予血肉，使這場駭人的新冠病毒戰役，變成活生生的故事。筆者盼望大家讀後務必相信科學，不像一些恐龍政客誤導大眾；也期盼「眾生平等」，可以惠及所有生物；而「人類是大自然殺手」的惡名，可以藉機反省並除名。

這場戰疫，還看不到盡頭。直到全球「清零」之前，沒有人能鬆懈、大意！面對無所不在的新冠病毒，自己小心最重要，活著不染疫才是最大的贏家！

壺里

目錄

目錄

壹.序曲 2019 年 ——

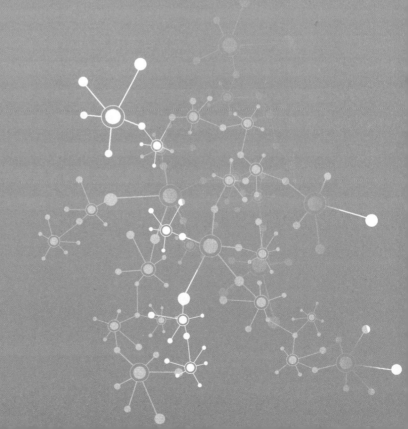

「戰疫 2019 年」起源的「羅生門」事件

　　這場戰「疫」確實發生在 2019 年，它的名字也經過世界衛生組織及大陸兩次改變，直到筆者執筆時，國內外媒體的報導及各國領導人還常各取所需、各執一詞，後面會詳細敘述緣由。為方便閱讀，且前後一致，筆者根據國際病毒學分類學會，將引起這場疫病而定名的 SARS-CoV-2 為新冠病毒，而新冠病毒引起的 COVID-19 為新冠肺炎。

　　既然是一場鋪天蓋地對抗疫病的戰爭，當然要有一個響亮的名稱開始。筆者借用柴可夫斯基於 1880 年創作的一部管弦樂作品〈1812 序曲〉，做為本書第一章的開端。為了唸起來順口，名字就變成「序曲 2019 年」。

〈1812 序曲〉英文全名是 The Year1812 Solemn Overture，其中 solemn 乃莊嚴之意，可見柴可夫斯基是以嚴肅的心情創作此曲。此序曲描述 1812 年，俄國人民擊退拿破崙大軍入侵，贏得俄法戰爭勝利的故事，該作品以曲中的炮火聲聞名，當然帶有勝利的喜悅，也配得上莊嚴一詞。「序曲 2019 年」，很不幸地是描述一場對抗新冠病毒的戰爭，這場戰爭不僅讓全球絕大多數國家蒙難，犧牲了比戰爭還多很多的人，更使參戰者打得灰頭土臉，倖存者也毫無勝利的喜悅可言，只能說倉皇、落荒地逃過此劫。

　　就像很多故事的開始，這場戰「疫」發生的日子不是那麼地精確，有可能成為歷史懸案。挑起戰役的是肉眼看不到的冠狀病毒，它會致病、甚至於致命，既然如此，為何而戰？理由就很充分、明確，就是為了不遭受這病毒的感染！但是，敵人躲在哪裡？人類一時捉摸不清，也拿不出制敵良方，只好選擇封閉自己以隔絕病毒的傳播！如此，也讓生活在封城、鎖國裡面的人，宛如籠中鳥，而鳥籠裡面還有威脅他們生存的病毒！

整個過程很像唐吉訶德幻想自己是個騎士，騎上一匹瘦弱的老馬，手持一柄生了鏽的長矛，戳向被他當作巨人的風車，希望一舉擊倒巨人！冠狀病毒當然不是巨人，但它絕對是比巨人更恐怖的敵人！現代人可用的利器絕對勝過長矛，但是，利器在哪裡？無論是率先淪陷的中國武漢地區，還是接著一起落難的其他國家，我們的做法會比唐吉訶德更勝一籌嗎？

　　在回答這問題前，首先得看這敵人怎麼來的？很不幸地，即使事到今日，卻也眾說紛紜。但發源自中國的武漢，確是不爭的事實。短短不到一個月的時間，中國政府不喜歡人家用「武漢肺炎」稱呼這個病，因為他們直覺背負污名，當然，世界衛生組織（WHO）也在幾年前就從善如流，可以不用發源地命名。

　　話說 2019 年 12 月的某一天，中國武漢爆出不明原因的肺炎。武漢官方表示，這肺炎的首例是在 2019 年 12 月 8 日發病。但根據《BBC》報導，武漢金銀潭醫院副院長黃朝林

等人發布在國際權威醫學期刊《刺絡針》（The Lancet）的論文，卻將首例發病的時間往前推到 2019 年的 12 月 1 日，比武漢官方早了一星期。研究團隊的一位醫生向 BBC 表示，零號病人是名七十多歲的老翁，有老人痴呆的現象，雖然住在華南海鮮市場附近，但因生病在家，從未去過市場。老翁發病十天後，才有另外三人出現症狀，且其中二人並無華南海鮮市場的暴露史。[1]

若根據《南華早報》2020 年 3 月揭露的內幕訊息，發現中國大陸政府數據顯示，早在 2019 年 11 月 17 日時就出現了首例新冠肺炎病例。而且從那以後，每天都有一～五宗新病例通報。到了 2019 年最後一天，確診病例增為 266 宗，而 2020 年 1 月 1 日已有 381 宗。[2] 這時間差究竟代表的是疫情通報有落差，還是沒有基因定序、核酸檢測出來前，確切的診斷有困難，後面一章還會討論。

華南海鮮市場很像許多傳統市場，不是只賣海鮮。如果中國大陸傳出來的訊息正確，經由基因定序發現，此病毒與

蝙蝠冠狀病毒相似度達 87%；而源頭也一樣指向蝙蝠冠狀病毒的 2003 年 SARS 病毒，其相似度也只達 79%。以 SARS 為例，源頭宿主是蝙蝠，傳到果子狸這中間宿主，再傳到人身上，人就被感染。[3] 這致病原因形成 SARS 發生的共識。但是同樣致病的原因是否可以套用在武漢發生的肺炎身上？

華南海鮮市場是否販賣果子狸，或武漢發病的人是否也吃過果子狸，甚至於直接吃蝙蝠無從曉得。陸媒報導香港大學公共衛生學院新發傳染病國家重點實驗室教授管軼、廣西醫科大學教授胡艷玲等專家學者，2020 年 2 月 18 日發表在生物科學網站 bioRxiv 論文，題目為「中國南方馬來穿山甲 2019-nCoV 相關冠狀病毒的鑑定」，該文章說穿山甲中 β 冠狀病毒的陽性率為 70%；進一步用電子顯微鏡下觀察到典型的冠狀病毒顆粒結構，並透過對病毒的基因重組分析，發現分離的病毒株與目前感染人的毒株序列相似度高達 99%。[4] 果真如報導所言，則似乎真相大白。但是，零號病人或後續發病的病人是穿山甲的饕客嗎？似乎沒有人追究這問題。

根據武漢市中心醫院急診科主任艾芬在 2020 年 3 月，以「發哨子的人」的醫生身份透露，表示 2019 年 12 月 16 日，中心醫院南京路院區急診科接診了一位病人，該病患莫名其妙地高燒，做了纖維支氣管鏡取肺泡灌洗液，送去外面做高通量測序，後來口頭報出來就是冠狀病毒。那個病人是在華南海鮮市場做事的。2019 年 12 月 30 日中午，艾芬在同濟醫院工作的同學發了一張微信給她，上面寫着：「最近不要去華南啊，那裡蠻多人發高燒……」武漢市中心醫院離華南海鮮市場只幾公里，也不幸成為武漢市醫院同仁感染人數最多的醫院之一。[5] 艾芬醫師的報告如果信實可靠，華南海鮮市場成為「新冠肺炎」的發源地，似乎更可以確認。吃不吃山產蝙蝠、穿山甲，或者只是接觸牠們就被感染，反而成了無頭公案！

　　另一更有說服力的文章，出自中國疾病預防控制中心主任高福、副主任馮子健於 2020 年 1 月 29 日發表在《新英格蘭醫學雜誌》的專題，題目是「新型冠狀病毒感染肺炎在中國武漢的初期傳播動力學」。作者分析了截至 2020 年 1 月

22 日為止，武漢最早確診的 425 則病例的資料，在元月 1 日前的 47 例確診病例，有 26 例和暴露在華南海鮮市場有關係者，即佔了一半以上（55%），元月 11 日前甚至還占了 196 例中的 19 例（10%）。之後，市場關閉，疑似有這樣暴露史的病人就掛零了。6

假設不是從動物傳染到人身上，這冠狀病毒會像很多恐怖片描述的人為疏失、甚至於故意製造的科學怪物嗎？中國科學院武漢國家生物安全實驗室，簡稱武漢 P4 實驗室或 P4 實驗室，位於武漢市江夏區中國科學院武漢病毒研究所鄭店園區。武漢 P4 實驗室於 2015 年 1 月 31 日竣工，2018 年 1 月 5 日正式運行，是中國第一個生物安全第四等級實驗室（BSL-4 實驗室）。很匪夷所思的是，這麼重要的實驗室設在市中心，又離開華南海鮮市場很近，冠狀病毒逃出 P4 實驗室人員的掌控，再傳到老百姓身上的機率，不無可能。中國國家主席習近平在 2 月 14 日於中央全面深化改革委員會的談話，特別提到了加速推動「生物安全立法」，並表示要將生物安全納入國安體系。7,8 習近平的這番話，在時序上引

起各界關注！

　　俄國衛生部長穆拉伸科簽名文件公開認定新冠肺炎病毒來自人為重組，並宣布 2020 年 2 月 20 日起禁止中、港、澳籍人士入境。9 可想而知，中共當局非常生氣，立即出面反駁！穆拉伸科是否握有證據，還是只為了關閉邊境，杜絕這比引起 SARS 的病毒還刁鑽的冠狀病毒輸入俄國，所找出來的說詞，恐怕又是另外一個「羅生門」！

　　「羅生門」是日本著名導演黑澤明 1950 年所拍攝的經典電影，故事來自作家芥川龍之介的小說《竹藪中》，但是發生的場景和部分情節則來自芥川龍之介的另一小說《羅生門》。故事敘述一個武士和妻子在旅行途中被強盜攔截並捆綁，其妻被強盜強姦，之後武士又不明原因死去。電影裡透過乞丐、樵夫和和尚等人對此事件的描述，像透過萬花筒看東西，各有所本，真相反而難以水落石出。10 自此「羅生門」一詞，成為人們所認知的「真相」，朝他們所期望的方向去詮釋，或者像瞎子摸象一般以偏概全，因而扭曲了真相的代

名詞。

　　無論如何，這好像練過各家武功高手的冠狀病毒，如何「下山」開始肆無忌憚地闖禍，恐怕永遠淪為「羅生門」事件！其後續故事的發展更撲朔迷離，成為世紀大災難！

有人發哨子或吹哨子還不夠，
第一手資訊恐無解

　　根據「維基百科」的資料，在武漢市中心醫院執業的眼科醫生李文亮，在 2019 年 12 月 30 日下午看到一份顯示檢出像 SARS 冠狀病毒病人的檢測報告，於是在同學群組中發布了一條關於華南海鮮市場疫情的信息：「華南水果海鮮市場確診了 7 例 SARS」。隨後發了一張檢測報告，一張患者肺部 CT 圖，又補充說：「最新消息是冠狀病毒感染確定了，正在進行病毒分型」。最後還在群組裡囑咐不要將該消息和檢測報告外傳，沒想到消息還是傳出去了。

　　2020 年 1 月 3 日，他因「在網際網路上發布不實言論」，而被武漢市公安局武昌區分局中南路街派出所提出警示和訓誡。訓誡他如果不聽從，繼續從事違法活動，將會受到法律

制裁。李於醫院繼續工作，但於 1 月 31 日在社交媒體上傳有關訓誡書，提及他被公安傳喚的經過。李文亮被輿論廣泛關注，並被解讀為八名「造謠者」中的一人。1 月 8 日，李文亮接診了一位 82 歲因青光眼就診的女性患者，翌日，這位患者就發燒，並出現了肺炎的病徵，當時，李文亮就高度懷疑這位患者患的是這種新型肺炎。1 月 10 日，李文亮出現咳嗽發燒等症狀，隨後病情變得嚴重，於 2 月 7 日去世。11

李文亮被視為是最早吹哨子、提出警告的醫師。但是哨子從何而來？根據武漢市中心醫院急診科主任艾芬在本文前面提到的說法，她就是「發哨子的人」。2019 年 12 月 30 日，艾芬曾拿到過一份不明肺炎病人的病毒檢測報告，她用紅色圈出「SARS 冠狀病毒」字樣，並傳給了也一樣是醫生的同學。當晚，這份報告傳遍了武漢的醫生圈，轉發這份報告的人包括李文亮等八位被警方訓誡的醫生。艾芬本人也被醫院紀委約談，遭受了「前所未有的、嚴厲的斥責」，稱她是作為專業人士在造謠。5

雖然這些醫師認知這新型肺炎來勢洶洶，但是當時他們並沒有特別提到這會人傳人。真正清楚這新型肺炎會人傳人的，反而是前述中國疾病預防控制中心主任高福、副主任馮子健所領導的團隊，於 2020 年 1 月 29 日發表在《新英格蘭醫學雜誌》的文章，作者分析了截至 2020 年 1 月 22 日為止，武漢最早的 425 例確診病例的資料。最令人吃驚的是，文中揭露他們在 2019 年 12 月中旬就知道會人傳人，但是，沒有立即提出警訊！6

　　為什麼不在第一時間發出警告？為什麼在元月底才發表文章，單純為累積足夠病例嗎，還是另有其他隱情？論文登出不到兩天，立即引起激烈的反應。以浙大王立銘於 2020 年 1 月 30 日在微博上質問國家疾控中心為例，他說：「我已經快爆炸了，我需要論文的作者們給我一個解釋！！！！作為掌握第一手資訊的研究者，你們比公眾早三個星期知道了病毒人傳人的確鑿資訊，你們有沒有做到你們該做的事情？」他繼續質問：「是疾控中心的科學家為了發表論文，對資料密不外宣？是武漢市政府為了某些需要壓制資料的公

開？還是什麼別的情況？」

　　王立銘教授的這篇微博貼文瞬間引爆互聯網，網民評論這是「帶血的論文」，「這些人把論文看得比人命重要得多」。為避免事態擴大，由科技部出面緩頰，強調「把論文寫在祖國大地上，把研究成功應用到戰勝疫情上，在疫情防控任務完成之前不應將精力放在論文發表上。」12

　　好像四兩撥千斤，一下子就把不滿聲浪壓下去。實情是戰況吃緊，人人自顧不暇，何況多說也無益。

疫情擋不住，封城解危機

　　根據「百度百科」的資料，中國各級人民代表大會和人民政治協商會議被統稱為「兩會」，而每年年初的 1、2 月份一般為全國各地的省級兩會時間。中國人民政治協商會議湖北省第 12 屆委員會第三次會議於 2020 年 1 月 11 日～15 日在武漢舉行。而湖北省第 13 屆人民代表大會第三次會議於 2020 年 1 月 12 日在武漢召開。[13] 中共湖北省委書記蔣超良，武漢市委書記馬國強當然都到會。根據湖北日報的資料。省政協 12 屆三次會議應出席委員 700 人，實到 657 人，出席率還很高。[14] 這五天的會議，對燃燒的疫情似乎未著墨，大會閉幕典禮強調：「為堅決打好全面建成小康社會和『十三五』規劃收官之戰、奮力譜寫新時代湖北高質量發展新篇章而奮鬥。」[15]

2020 年 1 月 1 日，武漢華南海鮮市場休市整治。武漢市衛健委在 5 日公布確診 59 例，之後在 1 月 6 日到 17 日期間的幾次通報中，病例未再增加，而且多次強調（見 1 月 3 日、5 日和 11 日通報）「未發現明確的人傳人證據」。[16]

世界衛生組織（WHO）駐中國代表蓋立（Gauden Galea）4 月 30 日接受英國《天空新聞》（Sky News）訪問時表示，2020 年 1 月 3 日～ 16 日，武漢官方報告只有 41 人確診，這種流行疾病的感染數，不太可能精準地保持在 41 人，這是中國必須回答的問題。[17]

湖北人即將面對的，不是真相如何的「羅生門」事件，而是恐怖的事實！湖北鄂州市中心醫院的護士迪迪記得，在 1 月 20 日鍾南山院士接受中國中央電視台採訪時表示，新型冠狀病毒肺炎「可能人傳人」。[16] 鍾南山在 1 月 21 日出席廣東省政府記者會時，指出武漢新冠狀病毒如果出現二代人傳人現象，疫情將會很快擴散。[18] 講得非常含蓄，只是這預告包藏湖北人永遠難忘的災難。

就在鼠年來臨前夕的小年夜（2020 年 1 月 23 日），武漢市政府在凌晨 2 點突然宣布，將在當天上午 10 點進行「封城」，所有的巴士、火車、地鐵、船舶、乃至於飛機，都全部停運，打算將全城 1,100 萬人與外界隔離，民眾再也無法搭乘交通工具離開這座城市。1 月 24 日天河機場僅允許國際航班進港並當日空返，另有兩架運送救災物資的順豐航空貨機抵港。19 解放軍派出三個醫療隊共 450 人，24 日晚分別從上海、重慶、西安搭乘軍機出發，並於當晚 23 時 44 分全部抵達武漢機場，準備到地方醫院進行救治。

　　從「未發現明確的人傳人證據」到「可能人傳人」，再到「封城」，短短幾天，大陸在除夕上演如此戲劇性的變化，當然史無前例！此時，大多數大陸民眾仍繼續觀賞中央廣播電視總台 2020 春節聯歡晚會，不知山雨欲來風滿樓！

　　鼠年的元月難以平靜？距今 120 年前的 1900 年 1 月 2 日，一艘從鼠疫區夏威夷出發的船，駛到舊金山，檢疫官員獲報夏威夷中國城受鼠疫侵襲，所以登船大搜，似無所獲，

卻沒注意到老鼠大軍在船隻停靠時，已經快速沿著繩索及其他管道爬上舊金山，進入中國城。兩個月後，舊金山政府宣布封鎖舊金山中國城！[20] 當時舊金山有 34 萬人 [21]，華人即佔了 16%。假設華人全部住中國城，約有 54,000 名華人被封在中國城內，而這等規模和湖北省五千萬人被封相比，還真是小巫見大巫！

【第一章參考文獻、報導】

1. 何立雯：新冠肺炎 0 號病人曝光 比官方通報首例早 1 周發病，中時電子報，09：292020/02/19。
2. 楊幼蘭：南早：陸新冠肺炎 11 月 17 日已有確診首例，中時電子報，08：382020/03/13。
3. 陳潔：關於武漢肺炎：2019 新型冠狀病毒的 10 個關鍵知識,. chieh@twreporter.org，2020/1/20。
4. 中央社：新冠病毒宿主找到了？香港學者：穿山甲體內發現高度相似病毒，2020-02-20 21：00。
5. 眾新聞記者：【武漢肺炎大爆發】我做錯什麼了？「發哨子的人」艾芬醫生重述事件，發佈日期：11.03.20｜最後更新：｜2020-03-11 12：49：29。
6. Li Q, Guan X, Wu P, et al：Early Transmission Dynamics in Wuhan, China, of Novel Coronavirus-Infected Pneumonia.
   N Engl J Med. 2020 Mar 26;382（13）：1199-1207。
7. msn 新聞：病毒發源地海鮮市場跟 P4 實驗室超近！專家坦言：不符規定,www.msn.com > zh-tw > news，2020/2/18。
8. 陳文蔚：中國學者自爆武肺病毒來自實驗室 蘇益仁：實驗內容及設置地點均匪夷所思，中央廣播電臺 www.rti.org.tw > news，2020-02-17 16：47，新聞引據：美國之音。
9. 鄭國強：全球首例官方認證 俄國衛生部指武漢肺炎是人工病毒，信傳媒 2020 年 2 月 21 日上午 09：13。
10. 朱家儀、翁家儀：黑澤明名作《羅生門》解析：這一次，或許我不再信任人心了 www.thenewslens.com > 藝文。
11. 維基百科：李文亮，本頁面最後修訂於 2020 年 2 月 29 日（星期六）00：02。
12. 浙大王立銘質問國家疾控中心：新冠病毒人傳人證據被有意隱瞞 ...matters.news > 浙大王立銘質問國家疾控中心 - 新冠病 ... 1 月 30 日。
13. 中國人民政治協商會議 _ 百度百科，baike.baidu.com > item，2020 Baidu。
14. 湖北省政協十二屆三次會議隆重開幕 蔣超良講話 王曉東馬國強等到會祝賀，2020 年 01 月 12 日 15：20，來源：湖北日報。
15. 湖北省政協十二屆三次會議閉幕 蔣超良王曉東馬國強到會祝賀 徐立全主持會議並講話 通過省政協十二屆三次會議政治決議等，2020 年 01 月 16 日 11：

13，來源：湖北日報。

16. 孟嘗君：武漢肺炎：疫情從可控到失控的三十天，BBC 中文特約撰稿人，2020
年 1 月 29 日。

17. 自由時報：武漢疫情數據造假？ WHO：北京拒絕世衛調查病毒源頭，2020-
05-01 08：03：36。

18. 黃敬哲：第二代人傳人或已出現，鍾南山：疫情將會加速傳播，technews.tw
> 2020/01/22 > the-second-generation-may-have-passed-.2020 年 01 月 22 日。

19. 維基百科：2019 冠狀病毒病中國大陸疫區封鎖措施，本頁面最後修訂於 2020
年 3 月 2 日（星期一）11：56。

20. 周世惠（中央社駐舊金山記者）：也是鼠年，舊金山中國城 120 年前封城，
聯合新聞網 / 全球中央，2020-03-05 11：23。

21. 維基百科：1900 年美國人口普查，本頁面最後修訂於 2019 年 9 月 25 日（星
期三）12：13。

貳．武漢起「疫」—

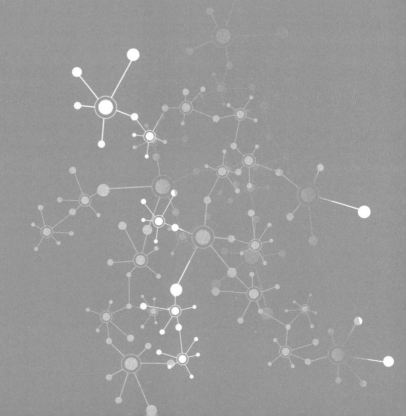

病毒悄悄欺身，
宛如颱風眼裡的寧靜

　　1911 年，黃興、熊秉坤等革命黨人，本擬於 10 月 16 日準備充分後在武昌發動戰爭，推翻滿清政府，因事跡曝露，倉促於 10 月 10 日當天「武昌起義」，幸運地打敗清軍，最終奠定了中華民國。革命當然要付出代價，據估計這場仗清軍陣亡八千人，革命軍陣亡四千人，戰況慘烈由此可見。為了推翻腐敗的清朝，師出有名，參與者義無反顧。同樣地方，相隔 108 年後，發生武漢起「疫」，這次對抗的對象，是靜悄悄來襲的病毒，像暗箭一般難防！

　　根據中國疾病預防控制中心主任高福、副主任馮子健於 2020 年 1 月 29 日發表在《新英格蘭醫學雜誌》的文章 1，新型冠狀病毒感染引起的肺炎病患數目，在 2019 年 12 月 8 日

第一例出現後，到 12 月底止，每天還在 10 例內波動。但從元月初開始就節節高升！中國疾病預防控制中心在 2020 年 2 月 14 日公告的 China CDC Weekly 第二卷第八期，上面圖表也清楚顯示病患數目在小年夜（1 月 23 日）武漢「封城」前，早已節節上揚！[2] 這些事後發表的文章，都明示疫病早已遍地開花！但是，對照當時的輿論，真讓一般人難以置信星火可以如此快速地燎原！

BBC News 中文版在 2020 年 1 月 9 日報導，2019 年 12 月 30 日武漢市傳出，與當地華南海鮮批發市場有接觸的市民感染不明原因肺炎。武漢市衛生健康委員會表示，全市共接報 59 例不明原因的病毒性肺炎，其中重症患者 7 例。當局初步認定 59 例患者中，病例最早發病時間為 12 月 12 日，最晚為 12 月 29 日。[3] 此衛生健康委員會報告第一例的時間，又和先期報告的 2019 年 12 月 8 日甚至於 12 月 1 日不符 [1,4]，是疫情通報紊亂？還是診斷沒有一個標準可以遵循，有以致之？

法國國際廣播電台（RFI）的報導，指稱武漢衛健委2020 年 1 月 4 日下發的救治工作手冊中，對確定「不明原因的病毒性肺炎」有兩套標準，其中一份「不明原因的病毒性肺炎入排標準」將海鮮市場有關的流行病學史作為必要條件。一名武漢醫生表示他所在的醫院，單單 1 月 15 日當天就有 261 個發熱病人進入醫院急診！由於採取上述嚴格的「排查標準」，即把華南海鮮市場接觸史作為必要條件，病人很難被報送至武漢疾控中心確診。這位化名李夏的醫生批評說，「嚴格得不得了，根本沒有一個符合入排標準的」。4 而 1 月 11 日～ 15 日，武漢市衛健委通報連續無新增病例，似乎也和這嚴格通報標準有關！

　　官方新華社 2020 年 1 月 9 日引述中國疾病預防控制中心傳染病所所長徐建國院士稱，他所帶領的專家組已獲得該病毒的全基因組序列，並檢出新型冠狀病毒陽性結果 15 例。對此，世衛組織駐華代表高力博士（Dr Gauden Galea）形容，中方專家能在短時間內初步辨別出新型病毒，是個「顯著成就」！3

同一天，台灣疾管署記者會表示，中國實驗室檢出一種新型冠狀病毒，並獲得該病毒的全基因組序列。從一例陽性病人樣本中分離出該病毒，電子顯微鏡下呈現典型的冠狀病毒形態。疾管署防疫醫生黃婉婷表示，冠狀病毒有幾十種，主要宿主是哺乳類動物及人類。目前已知會感染人類有六種冠狀病毒。她相信武漢不明原因肺炎是從來沒被發現過，或是感染過動物卻沒感染過人類。[5]

從前述兩段的敘述，可見未解開新型冠狀病毒的全基因組序列前，初期確診確有困難，也可能因此無法確實判定第一例的時間。畢竟能引起肺炎的原因非常多，「非典型」肺炎和其他特定原因引起的「典型」肺炎，仍須累積經驗後，才可以分辨得出來。病毒基因正確地鑑定仍然是關鍵！

有正確的全基因組序列，就可以合成引子，並進行聚合酶連鎖反應（大陸稱之核酸檢測）。根據聯合報於 2020 年 1 月 11 日引述大陸央視的報導，武漢在 2020 年 1 月 10 日凌晨 24 時，已完成病原核酸檢測。初步診斷有新型冠狀病毒

感染的肺炎病例 41 例，其中已出院二例、重症七例、死亡一例，其餘患者病情穩定。所有密切接觸者 739 人，其中醫務人員 419 人，均已接受醫學觀察。報導還說，自 2020 年 1 月 3 日以來未發現新發病例，也沒有發現明確的人傳人證據。6

　　英國《金融時報》於 2020 年 3 月 21 日採訪副總統陳建仁與台灣衛生官員的報導指出，台灣早在去年 12 月底即警告 WHO 有關武漢肺炎（2019 冠狀病毒疾病，COVID-19）具有人傳人風險，並表示台灣的醫生從中國同事聽說當地醫護人員身體不適，顯示病毒有人傳人跡象。台北方面隨即於 2019 年 12 月 31 日同時向國際衛生條例（IHR）及中國衛生當局通報。7 此通報當然石沈大海，不過也成為美國國務院發言人歐塔加斯（Morgan Ortagus）回擊中國外交部發言人華春瑩的推文引用的依據，歐塔加斯指出：2019 年 12 月 31 日台灣首次試圖警告世界衛生組織（WHO）疫情可能人傳人。中國當局一直到 1 月 20 日前都拒絕承認病毒可能人傳人，帶來災難性的後果。8

2020 年 1 月 15 日臺灣疾管署記者會，對外宣佈新型冠狀病毒會有限度人傳人，臺灣通報九起疑似病例。9 衛生福利部於當天發佈衛授疾字第 1090100030 號公告，新增「嚴重特殊傳染性肺炎」為第五類法定傳染病。10 疾管署又在 2020 年 1 月 16 日發佈傳染病防治醫療網指揮官莊銀清、防疫醫師洪敏南到武漢了解疫情的結果，發現有兩起家庭群聚感染案例。另外泰國、日本等首次確診案例，外加十三名不明肺炎病例，都沒有到過感染源頭華南海鮮市場、但仍確診。疾管署當機立斷宣布，2020 年 1 月 16 日起提升武漢市的旅遊疫情建議到第二級警示。11 看來我們政府的反應的確很明快又及時。

2020 年 1 月 18 日，BBC 報導中國感染這種神秘病毒的官方數據 41 例確診二人死亡。但是該機構健康和科學事務記者詹姆斯 · 加拉格爾（James Gallagher）推估人數遠遠超過該數值，實際數字接近 1,700 例。傳染病學家尼爾 · 弗格森（Neil Ferguson）教授說：「與一周前相比，我現在更為擔心。」12

這兩位人士似乎有遠見，因為五天後，武漢就封城了！究竟他們看到或聞到什麼？還是憑空憶測？台灣會捲入風暴裡了嗎？

2020 年 1 月 20 日一名從武漢返回台灣的 55 歲女台商，因有發燒、咳嗽、呼吸急促等症狀，由機場檢疫人員安排就醫。1 月 21 日檢驗確認新型冠狀病毒陽性，立即於醫院隔離治療。她從 1 月 11 日起就出現相關症狀，卻未就醫，從武漢搭機抵台後主動通報身體不適。為防止疫情擴散，我們政府宣佈即日起禁止旅行業出團湖北旅遊，也禁止武漢大陸團客赴台旅行。13

對於她帶病回台就醫，可能導致同班機 46 名接觸者染病，雖然有人撻伐，但掀開鍋蓋，讓台灣警覺疫病已經飄洋過海進到門口，及早準備，免蹈 SARS 覆轍，未嘗不是好事！儘管實情我們不清楚，她和同班機從武漢返回的人，應該有很多耳聞甚至於目睹的訊息，帶給我們疾管署，說不定她或同一飛機的返鄉客，應該封為台灣最早吹哨子的人，而前

述莊銀清、洪敏南兩位醫師，應該是發哨子的人！對應鍾南山在 1 月 21 日於中國廣東省政府舉行新聞發佈會說，一旦發現有發燒等症狀，禁止離開武漢。13 這位台商和同一班機的乘客還真是幸運！差一天就可能出不來，返回台灣過春節了！

病毒欺身如木馬，
迅速封城阻疫情

　　《木馬屠城記》是很多人都熟悉的故事，故事改編自古希臘吟遊詩人荷馬（約西元前九世紀～前八世紀）的史詩《伊利亞德》中，描述特洛伊戰爭的故事。故事說到特洛伊國的小王子尚未出生就被認定會帶來災難，恐導致特洛伊城毀人亡，因此，小王子一出生就被遺棄，所幸被一名牧羊人救起並撫養成人，取名帕里斯。

　　帕里斯成年後，英俊瀟灑，愛上希臘王后海倫，兩廂情願就私奔跑回特洛伊。希臘國王不甘心戴綠帽子，興兵討伐特洛伊，沒想到一打竟然長達十年。主要是特洛伊城固若金湯，屢攻不下，最後希臘軍隊設計用木馬放在特洛伊城外，並佯裝撤軍，特洛伊人不疑有他，拖入城內，並舉行慶功宴。

木馬內暗藏軍隊，當晚爬下來，打開城門，和埋伏城外軍隊裡應外合，特洛伊城終於被毀滅。

　　《木馬屠城記》的故事至此變成毀滅性災難的代名詞，也因此，2007 年出現一種電腦病毒—特洛伊木馬程式（Trojan Horse），是駭客用來竊取電腦密碼，以盜取其他用戶的個資。此種電腦病毒雖然像木馬一樣可以潛入他人的電腦，肆意妄為，但不會複製，破壞力也不強，沒法造成像新型冠狀病毒這麼可怕的後果。如果荷馬生在 21 世紀的武漢，親眼看到比木馬厲害千萬倍的新型冠狀病毒，他的新創史詩《新木馬屠城記》將比《伊利亞德》更有戲劇張力！

　　根據法國國際廣播電台（RFI）連續兩篇的報導，中國武漢 2020 年 1 月 23 日上午 10 點開始封城，1,100 萬名武漢民眾被隔離，只能進不能出。隨後黃岡市，鄂州市和赤壁市也採取了同樣的措施，側面反映出此次冠狀病毒疫情的嚴重程度。但是中國官媒當時報道的感染人數為 634 人，死亡人士依然是 17 人，與前一天相比沒有繼續上升！中國國家主

席習近平 1 月 19 日發出指示，要求維護社會大局穩定，做好防疫工作，防止疫情擴散蔓延。習近平的講話，被認定是對新冠病毒蔓延局勢嚴重的證實。指示下達之後，官方的疾病信息和統計數據才一一浮出台面，武漢政府也隨即做出了「封城」禁令。14,15

　　RFI 根據中國外交部官網，提到習近平在 1 月 22 日分別和德國總理默克爾（Merkel，梅克爾）和法國總統馬克龍（Macron，馬克宏）通電話，兩國領導人對武漢肺炎疫情表達了關切。14 習近平在武漢封城前，先讓國際領袖知悉，也弭平內部意見的分歧不一。很可惜的是，這兩位領導人都沒有參透疾病的嚴重性，還被世界衛生組織蒙騙，一個月後終於嘗到恐怖的苦果！14

　　兩、三千年前，木馬屠城，讓特洛伊人慘遭亡國。兩、三千年後，肉眼看不到的病毒，竟然比木馬更凶悍，讓武漢及湖北省五千萬人陷入風暴的中心！

宛如新木馬屠城，
城中病毒更囂張

　　一名三十來歲中國籍女子，1 月 10 日從英國飛回家鄉武漢，準備和身患絕症的母親度過最後一個農曆新年，不料她與 67 歲的父親卻疑似感染上了肺炎，兩人到當地醫院就診，卻等不到床無法住院。16

　　中國律師斯偉江因家人在武漢住院，不得不前往看望。但因「封城」而被迫滯留在武漢。斯偉江稱：「來時有點猶豫，感覺裡邊肯定藏著點什麼，怎麼肺炎會這麼愛國，只傳香港和海外，不傳染國內？」一位在北京上班的武漢市民馮小姐，1 月 22 日坐高鐵返回家鄉，一路感覺氣氛不對。「快到武漢時，車上九成人都戴上了口罩，面對面不講話，看著挺恐怖的……」17

BBC 報導指稱，截至 1 月 23 日 24 時中國國家衛健委的最新數據：中國各地區累計 830 例新型冠狀病毒感染確診病例，死亡 26 人，其中湖北省 549 人確診，24 例死亡。BBC 報導引用《澎湃新聞》1 月 23 日的消息，湖北省八家醫院發出公告，向社會各界徵集防護物資。其中多家醫院證實，外科口罩、防護服、手術衣、防護面罩等物資只能再撐三～四天。而微信中也傳出醫務人超負荷工作，上下班困難，孩子無人照顧等信息。[17]

其他省市，包括北京、上海、廣東、浙江、重慶等都有超過 20 ～ 53 例不等的確診病例，甚至於連極遠的海南及黑龍江都無法倖免！ [17] 這些訊息擺明在武漢地區，新型冠狀病毒感染病例，醞釀有一段時間，才會有那麼多確診病例溢出到絕大多數省份。

世界衛生組織（WHO）在 1 月 23 日表示，中國的新型冠狀病毒疫情，還不定名為全球緊急衛生事件。[18] 後者正確的名稱是「國際關注公共衛生緊急事件」（public health emergency of international concern, 下簡稱 PHEIC），所謂的 PHEIC 是指對人類健康威脅「異常重大」的公共衛生事件，將因跨國傳染而對其他國家構成公共衛生風險，且潛在地需要整合性的國際應對措施。[19] 一直到 1 月 31 日，勢態已經非常嚴重了，世界衛生組織才將新冠肺炎列為國際公共衛生緊急事件。[20]

　　儘管已經很多國家出現疫情，WHO 在 1 月 23 日的宣告，對於毫無戒心的國度，等於是看到緩兵之計的信號，鬆懈該有的防備，讓囂張的病毒正可以好整以暇，趁人不備，大刺刺地過關斬將，肆虐全球！這和 2003 年 WHO 在西太平洋地區的感染病主任卡羅・厄巴尼（Dr.Carlo Urbani）醫師，發現疫情苗頭不對，及時向全世界警告 SARS 是嚴重性的傳染病，因而阻止了 SARS 全球擴散，簡直不可同日而語！雖然他不幸因此犧牲，然而，這天壤之別的應對態度，對全球的影響，我們在後面章節還會詳述，也順道向這位戰疫英雄致敬！

當時白宮官員表示，已經就新冠肺炎疫情向川普總統簡報，並將確保病情不會在美國擴散。美國國務院僅建議美國民眾在前往中國時更加謹慎。18 相對於世界衛生組織及美國的輕忽，我們政院宣布防疫升級為二級開設，並將主責單位由疾管署提升至衛福部，由陳時中部長擔任指揮官。21 此涇渭分明的措施，深深地影響後面的疫情發展，後面章節會詳述，在此暫且打住。

　　BBC引述中國國家衛生健康委員會稱，截至1月25日，30個省（區、市）累計報告確診病例1,975例，其中湖北情況最為嚴重，確診病例729起，死亡39起。湖北廣播電視台官方微信帳號24日晚間稱，目前武漢多家醫院防護物資緊張，存量可能只夠維持三～五天，現接受社會捐贈。中國央視也稱，中國衛健委派出六支共1,230人的醫療救助隊前往武漢支援。24日，中國解放軍三支醫療隊共計450人分別從上海、重慶、西安三地出發，前往武漢地區接診病例較多的醫院支援。22

從官方出聲，並啟動前所未有、前仆後繼的大動作判斷，湖北疫情嚴重！位於武漢的湖北省中西醫結合醫院耳鼻喉科醫生梁武東因疑似感染新型冠狀病毒去世，更彰顯第一線工作人員陣亡的恐怖噩耗！ 22 在這情況下，不僅醫護人員情緒崩潰、低落，中國人更沒有心情過年，而荒唐的行徑到處蔓延。有人目睹中國福州長樂機場，發現一名疑似病例，當場來了二～三位機場工作人員，推著像是隔離箱的物品上前，將這名患者「裝箱帶走」。有網友看了直言「像關動物一樣，看著好心酸」。23 在南京祿口機場有人遇到荒唐父母的故事，一對夫妻竟因為小孩發燒不能登機，大鬧登機口，造成飛機延誤。最後索性拋下一雙子女在機場，夫妻倆登上飛機飛往長沙。24

「火神山」與「雷神山」
匆匆籌建的謎團

才宣佈封城不到一天，中國祭出大動作，1 月 24 日開始在武漢蔡甸區建立一千張床的「火神山醫院」，於 2 月 3 日完成。1 月 25 日下午，武漢市防疫指揮部舉行調度會，決定在江夏區再建一所擁有 1,300 張病床的「雷神山醫院」。2 月 6 日竣工時，床位數是 1,600 張。[25-27]

這比擬打戰時候興建的野戰醫院，不僅規模更大、動作更火速，甚至於令外人目不暇給。官方說法是為緩解床位緊張、更好控制疫情。這兩所醫院的搭建，與 2003 年「非典」疫情時的北京小湯山模式類似。當時中共以七天時間在北京城郊建好小湯山醫院，內部設有 X- 光室、CT 室、加重病房與實驗室等設施，每個病房內配有獨立衛生間。兩個月的時

間，小湯山收治中國近 1／7 的「非典」病人。[22]

2003 年建小湯山醫院時，「非典」疫情已經延燒一段時間，還燒到了首都，不能不為。但是，武漢宣佈封城不到一天，就火速下決定建「火神山」和「雷神山」醫院，不能不佩服中共的快速反應！

為什麼叫「火神山」和「雷神山」？這命名和湖北的地理位置有關。湖北在春秋戰國時代是楚國的國土，在楚國文化傳說中，他們自認為是火神祝融的後代。人的肺部在五行中屬金，而火可以克金。中共決策者相信，荼毒人類肺部的新型冠狀病毒懼怕高溫，火神能剋瘟神，於是「火神山」之名應運而生。而「雷神」則在八卦五行中與「火神」相輔相成，所以隨後建的醫院以「雷神山」命名。[28]

《紐約時報》中文網於 1 月 26 日的報導，武漢爆發的新型冠狀病毒確診病例增至近二千例，死亡人數上升至 56 人。如果上述數字是正確的話，武漢現有的醫療院所難道應

付不了嗎？報導也同時提到面對這場日益加劇的公共衛生危機，習近平在 1 月 25 日召開常委會，警告形勢嚴重，必須加強黨中央集中統一領導，「一定能打贏疫情防控阻擊戰」。[29] 中共官方媒體已經透露出不尋常的訊息，法國國際廣播電台（RFI）1 月 28 日引述官方報導，截至 27 日凌晨 24 時，確診病例 4,515 例，累計死亡病例 106 例，包括現年 57 歲的前黃石市長楊曉波。[30]

就在同一天，上海市政府舉行新聞發佈會，當地至今共隔離觀察 9,804 人，沒有進一步說明為什麼要隔離那麼多人。報導也提到截至 27 日晚上 8 時，北京市累計確診病例 80 例，首現 50 歲男子確診一星期後不治病例！但是北京市朝陽區相關負責人早就從武漢爆發肺炎疫病以來，出動了八萬名機關和社區官員、公安力量、樓門組長、社區黨員、居民代表等，檢查區內的武漢人，以尋找傳染源頭。[31]

在戰事方殷的時刻，最高人民法院為武漢八名「造謠者」平反。而中國疾病預防控制中心主任高福稱防控措施已起到

作用，疑似個案正在減少，還預計元宵節（2月8日）情況可能好轉。而身兼中共中央應對新型冠狀病毒感染肺炎疫情工作領導小組組長的李克強，身穿防護服、戴口罩於年初三（27日）到武漢市金銀潭醫院和「火神山」醫院施工現場考察，慰問醫護人員、患者和建築工人，還握緊拳頭高呼「武漢加油」。武漢居民說，他們根本無法當面向李克強說，當地缺醫少藥，病床不足，很多人得不到妥善治療，甚至不能確診。這和李克強離開北京前往武漢前，主持抗疫小組會議，強調整頓隱瞞疫情，晚報疫情以及謊報疫情的人事，似乎有關聯！ 31,32

很有意思的是，有網友回顧 2003 年非典之戰，在戰事最吃緊的時候，時任總書記胡錦濤在廣東省委書記張德江，省長黃華華等人陪同下，於 2003 年 4 月 14 日先後考察了深圳、湛江、東莞之後，來到非典戰爭最前沿陣地廣州。當天上午胡錦濤主席在毫無防護與安保措施的情況下，現身廣州北京路商業街上，不斷地向周圍的人群揮手致意，令民眾大為感動。2003 年 4 月 19 日，溫家寶總理正式警告地方官員，

瞞報少報疫情的官員將面臨嚴厲處分。翌日，北京的疫情從原先報告的 37 例，突然暴增將近十倍至 339 例。隨後，時任北京市的市長和衛生部的部長被撤職，小湯山醫院建成，北京市 SARS 病人都進入此專責醫院治療。33

不見槍林彈雨，
只見有人倒地不起

　　中國國家衛生健康委員會公布，截至 2020 年元月 29 日，中國共有 6,078 例確診罹患武漢肺炎，奪走 132 條性命，確診數據正式超過了 2003 年嚴重急性呼吸道症候群（SARS）在中國境內的「官方病例總數」5,327 人。此前唯一沒有疫情的西藏，也出現一例疑似病例。元月 29 日單日死亡病例新增 38 起，其中湖北省佔了 37 起。鍾南山提醒注意武漢出來的人，一如他在 1 月 20 日提倡「不去武漢，不出武漢」。34,35 這一呼籲，果然奏效，武漢人及湖北人成了帶新冠病毒的特種人士，不只北京市朝陽區的人要找出來，其他省市的人更大動作隔絕他們。

　　除了中國，至 2020 年 1 月 30 日，全球已有十多國境內

出現新冠肺炎確診病例，包括芬蘭、阿拉伯聯合大公國等，病患都是中國武漢遊客。日本、越南、德國等三國確定有本土病例，境外「人傳人」的案例開始發生。但是因新冠肺炎病逝的 170 人，都發生在大陸境內，境外尚未有死亡案例，讓世衛的總幹事譚德塞遲遲不發布全球警報，將疫情上升到更高的層級。36

　　武漢人活在新冠病毒的槍林彈雨中，但是真實的戰場實況，外人像隔著一層竹簾或布幕在看戲，而且只看到一幕幕倒地不起，被病毒打敗的人。

　　《法新社》記者 1 月 30 日直擊一位老先生倒在空蕩蕩的大街之上，手上還握著塑膠購物袋，其他行人都不敢靠近。這位頭髮灰白的老先生戴著口罩，躺在一家停業的家具行門前。全副武裝的醫務人員和警察隨後乘救護車抵達，接著用一條藍色毯子覆蓋遺體。等救護車駛離，警方就用堆疊起來的超市瓦楞紙箱蓋住原地。法新記者指出，可從警察、工作人員和部分路人的反應看出，武漢市內充斥恐懼的氣氛。一

位站在附近的女子表示：「這些日子以來，很多人都死了。」
法新記者在現場觀察兩個小時，期間至少 15 輛救護車駛過。
最後，身穿橘色防護裝的工作人員將遺體收進黃色手術袋、
拉上拉鍊運走。37

　　在元月底發行的《經濟學人》雜誌封面，聚焦中國武漢
爆發的新型冠狀病毒（2019-nCoV）疫情，標題寫著斗大的
字：「How bad will it get？（情況有多糟？）」插畫呈現
地球戴上一副罩上中國國旗「五星旗」的口罩圖案。「五星
旗」口罩罩住地球，此雜誌編輯的用心，路人皆知！此舉當
然引發許多中國網友不滿：「當面臨逆境時，嘲笑一個國家
是非常不人道的。」38

【第二章參考文獻、報導】

1. Li Q, Guan X, Wu P, et al：Early Transmission Dynamics in Wuhan, China, of Novel Coronavirus-Infected Pneumonia. N Engl J Med.2020 Mar 26;382（13）：1199-1207.
2. The Novel Coronavirus Pneumonia Emergency Response Epidemiology Team：The Epidemiological Characteristics of an Outbreak of 2019 NovelCoronavirus Diseases（COVID-19）— China, 2020, CCDC Weekly / Vol. 2 / No. 8。
3. 武漢不明肺炎：中國專家初步認定為新型冠狀病毒，世衛稱仍需分析病源，BBC News 中文，2020 年 1 月 9 日。
4. RFI：最早認定華南海鮮市場是疫源地是否產生了誤導？ www.rfi.fr ＞ 中國 ＞20200222。
5. Heho 健康：【武漢新型冠狀病毒】2020 年 1 月 9 日 疾管署記者會與進度整理，https：//heho.com.tw/archives/63969。
6. 記者陳言喬 / 即時報導：死亡第一例！武漢新型冠狀病毒肺炎另有七人重症，聯合報，2020-01-11 08：19。
7. 戴雅真 / 中央通訊社：台灣指控 WHO 漠視對武漢肺炎早期示警，金融時報，20200321。
8. 自由時報 / 中央社：美國務院發言人提及台灣 質疑中國公布疫情時間點撒謊，2020-03-24 08：01：02。
9. Heho 健康：【武漢新型冠狀病毒】2020 年 1 月 15 日 疾管署記者會與進度整理，https：//heho.com.tw/archives/64148。
10. 衛生福利部中華民國 109 年 1 月 15 日衛授疾字第 1090100030 號公告。
11. 吳亮儀 / 台北報導：赴中才知兩起家庭群聚感染 疾管署提升武漢旅遊警示，自由時報，2020-01-16 15：41：35。
12. BBC 健康和科學事務記者詹姆斯・加拉格爾：武漢新型冠狀病毒可能「已感染上千人」，BBC，2020 年 1 月 18 日。
13. 李宗憲：武漢肺炎：台灣首例確診者發病後搭機返鄉 台叫停武漢雙向旅遊團，BBC News 中文，2020 年 1 月 22 日。
14. 艾米：一個病毒，習近平的新考驗；www.rfi.fr ＞ ... ＞ 專欄檢索 ＞ 要聞解說 ＞，2020 年 1 月 23 日。
15. 古莉：武漢封城疫情或已失控焦慮增高；www.rfi.fr ＞ 法廣的主頁 ＞ 中國 ＞，

2020 年 1 月 23 日。

16. 自由時報／即時新聞／綜合報導：武漢醫療陷崩潰邊緣 「只有快死的人才能住院」，2020-01-31 11：20：35。

17. BBC News 中文：武漢封城第一天：恐怖、焦慮與鎮定，https：//www.bbc.com/zhongwen/trad/chinese-news-51232533，2020 年 1 月 24 日。

18. 美國之音中文網【美國觀察】，https：//www.youtube.com/watch?v=mTlzj7GN3Jw，2020 年 1 月 24 日。

19. 李柏翰：新型冠狀病毒是否構成「國際公衛緊急事件」？規定怎麼說？法律白話文，WhatsApp，PLM 30 Jan, 2020。

20. 高德順：世衛宣佈 武漢肺炎列為國際公共衛生緊急事件，中時電子報，04：352020/01/31。

21. 聯合報：武漢肺炎蔓延 政院將宣布防疫升級為二級開設，2020-01-23 15：59 中央社／台北 23 日電陳其邁。

22. BBC News 中文：武漢肺炎：中國官員警告疫情傳播速度快 傳播力增強，www.bbc.com > zhongwen > trad > chinese-news-51247114，2020 年 1 月 26 日。

23. 自由時報／即時新聞／綜合報導：傻眼！機場發現疑似病患 直接裝箱押走，2020-01-23 21：33：27。

24. 自由時報／即時新聞／綜合報導：誇張！孩子發燒登機被拒 父母大鬧後竟拋下子女，2020-01-23 22：15：09。

25. 維基百科：火神山醫院，本頁面最後修訂於 2020 年 3 月 19 日（星期四）12：21。

26. 維基百科：雷神山醫院，本頁面最後修訂於 2020 年 3 月 3 日（星期二）07：13。

27. 人民網：揭秘火神山雷神山醫院建設背后的 "中國力量"，people.cn，2020 年 02 月 24 日 08：07。

28. 澎湃新聞記者 楊寶寶：雷神山火神山醫院，命名到底有什麼講究，北京新浪網，2020-01-28 11：08。

29. SAMMI ZHENG, EMILY CHAN：肺炎疫情每日情況更新：死亡 56 人，習近平警告嚴重形勢。紐約時報中文網，2020 年 1 月 26 日。

30. 小山：武漢肺炎疫情官方新報：已 4515 例 106 死，www.rfi.fr > ... > 中國 >，28/01/2020 - 10：19。

31. 【武漢肺炎】死亡人數破百！8 造謠者獲平反，鍾南山：疫情或最快 1 周內

達高峯，hk.appledaily.com > china > 20200128。

32. 小山：習近平唯一委任抗疫情組長李克強在武漢，www.rfi.fr > ... > 中國 >，28/01/2020 - 15：05。

33. 華夏泓康：沒有對比沒有傷害 看看那年的胡錦濤和 SARS，文學城 zh.wenxuecity.com > news > 2020/01/24。

34. 周虹汶、吳亮儀／綜合報導：傳染力更強 武漢肺炎確診數已逾 SARS，自由時報電子報，2020-01-30 05：30：00。

35. 即時新聞／綜合報導：中國再增 38 死 創單日最大增幅，自由時報電子報，2020-01-30 10：40：09。

36. 翁士博：《2020 武漢風暴》世衛擬發布全球緊急事件 關鍵指標是這個數字，中時電子報，05：582020/01/30 。

37. 周辰陽編譯／即時報導：外媒直擊！武漢街頭老翁倒斃 路人不敢靠近，聯合報，2020-01-31 16：49。

38. 即時新聞／綜合報導：地球戴五星旗口罩《經濟學人》封面讓中國玻璃心碎，自由時報電子報，2020-01-31 10：33：47。

參．成敗論英雄 抗疫有為成借鏡——

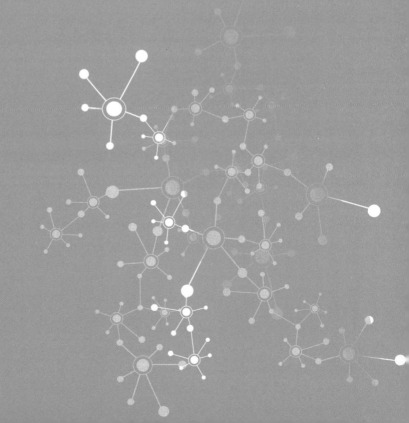

病毒主宰的戰場，
離開的人會說話

　　每一個人對戰爭的解讀，難免受到成長過程中暴露在戰場或在電影院、電視中觀看戰爭影片的影響，場面或畫面多數是血腥的。以生於二次世界大戰後沒多久的筆者為例，小時候流行戰爭片，也常看這一類電影，印象最深刻的是《硫磺島浴血戰》（Sands of Iwo Jima）。此片描述第二次世界大戰中，美軍登陸硫磺島，與駐守的日軍激戰的故事。硫磺島面積才 21 平方公里，和武漢市 8,494 平方公里相較，是典型的蕞爾小島！但是，此戰美軍陣亡 6,821 人，而日軍 23,000 名士官兵，除了 1,083 人被俘，其餘全部戰死，其慘烈可見。無論受傷或陣亡，每一位軍人都已經克盡其職，也令人由衷敬佩。

病毒主宰的戰爭，當然看不見火光四射，血跡斑斑的畫面。被荼毒的是人類，沒有幾個人是烈士或英雄！在這場戰爭，武漢不僅是主戰場，更和湖北一同落難到底！決戰武漢，不是片面之詞，是武漢人承受整個中國新冠病毒荼毒的核心！

戰爭初期，外人只能從靠近華南海鮮市場的武漢金銀潭醫院連續發表在醫學期刊《刺絡針》（The Lancet）的兩篇論文中，略知戰況一二。第一篇在 2020 年元月 24 日發表，分析住在他們醫院頭 41 名患者的資料，病人中位數年齡為 49 歲，其中有 27 名（66%）接觸過華南海鮮市場，六人死亡（死亡率 15%）[1]；緊接著元月 30 日分析，該院收治的前 99 名確診病患平均年齡是 56 歲，當中有 49 人（49%）與當地海鮮市場直接相關，並有 11 人死亡（死亡率 11%）[2]。這戰爭初期報出來的死亡率，還高於 2003 年 SARS 發生時 9.6% 的死亡率（全球有 8,098 人確診，774 人死亡）！而且死者不全然是耄耋之年的長者。

在這確診、死亡陰影籠罩下的非常時期，處於戰場核心、又負指揮重任的人，理應神經繃得很緊才對。很意外地，居然有主持新冠肺炎第二大疫區的中國湖北省黃岡市衛生健康委員會的主任唐志紅，面對督導小組詢問醫院床位、檢驗病毒能力等問題時，一問三不知，其矇混心態，慘被抓包，迅速遭到免職。[3] 相對於有的官員還在打混，武漢當地的醫護則處於崩潰邊緣！不僅醫療資源不足，也沒有床位，防護服相當稀少，使得大家只能在輪班結束時將防護服消毒，隔天再繼續穿。一名護理師提到她就職的醫院共有 500 名醫護，其中有 30 人患病住院。武漢市中心另一間醫院的護理師也說，她們院內至少有十多名醫護感染了新型冠狀病毒。院方人員還透露「只有快死的人才能住院」。[4] 當然，類似這樣透過網路發布的非正式訊息，幾乎成了局外人像隔岸觀火般所能得到的武漢戰場資訊！

2020 年 2 月 2 日，累計中國確診病例 17,205 例，死亡病例 361 例，超過 2003 年，SARS 疫情在大陸導致 349 人死亡的人數。新增確診病例 2,829 例，其中湖北省就占了 2,103

例。5 到了 2 月 5 日中午，中國境內的 2019 新型冠狀病毒（2019-nCoV）病例，至少 24,352 人確診、491 人死亡（包含港澳）；全球 24,552 例確診，菲律賓則有第一例在中國之外因新型冠狀病毒死亡的病例。6 儘管數字一路竄升，這病例的增幅和之後在歐洲及美國發生的狀況比，還真是小巫見大巫！原因很多，其中之一在檢測，武漢許多民眾都在等待上海「之江生物公司」研發的試劑來確診，武漢市委書記馬國強坦承，從 1 月中旬開始（直到新聞發佈時的元月底止），武漢每天只能幫 300 個病人檢測。4 這杯水車薪的檢測量，不僅造成病人被延誤診斷，無法及時住院治療，也和發生在歐美龐大的患病數字，顯得格格不入！

武漢在兵荒馬亂中，各國急於撤僑。1 月 29 日，美國派出第一架波音 747-400 的飛機去武漢接回被困的僑民，並降落在洛杉磯遠郊河濱縣的馬區空軍基地（March Air Reserve Base）。7 日本政府在 2 月 5 日前派出三班包機，從武漢市接回 565 名日僑，其中有八人感染，感染率為 1.416％。這感染率是武漢市 1 月 31 日公布僅 0.036％的感染率（3,215

人感染），兩者間有著 39 倍的差距。由此可看出，武漢市實際感染人數，應該遠遠超出官方公布的數字。8

　　已完成第一波武漢撤僑行動的英國，也透過外交部發出緊急公告「建議」滯留中國的英國公民，「若情況允許，盡速離境中國」，成為第一個喊話「全境撤離」的國家。英國當時只有二例確診，是就讀英國約克大學的中國籍學生與其家屬。英國「逃離全中國」這番話，當然惹怒中國。6 在日、美、韓、印尼都完成撤僑後，中共於 2 月 3 日放行第一批台商及眷屬回台。

　　病毒主宰的戰場，不必看到血光，其恐怖的氛圍，無論死或活著離開武漢的人都已經充分表白了！

兩「山」之外再建「方艙」，
武漢人的苦海有多深？

　　中國政府從 2020 年 2 月 3 日開始，把武漢國際會展中心、洪山體育館和「武漢客廳」改建為三家大型的「方艙醫院」。「武漢客廳」原是一個集藝術品展覽等功能的大型建築，被徵收做為「東西湖方艙醫院」。第二天又發布消息，方艙醫院增至 13 家，準備提供超過上萬個床位，集中收治已確診的新冠肺炎輕症患者。5 日晚上，幾家方艙醫院就開始陸續接收病人，速度之快，令人瞠目結舌。[9]

　　方艙醫院英文叫「mobile cabin hospital」，起源於 1960 年代美軍在越戰時應急打造的野戰醫院，是一種以方艙形式快速建成的模塊化醫院。原設計不適合傳染病人居住，因為會增加交叉感染的風險。但是在病人驟增下，為集中收治已

確診的新冠肺炎輕症患者，中共迅速出招，至 2 月 20 日《新華網》報導將擴充至 2 萬張。10

　　前一章提到擁有一千張床的「火神山醫院」，於 2 月 3 日完成。而 2 月 6 日竣工時的「雷神山醫院」，擁有 1,600 張病床。極速擴增的病床，反應中共在打擊疫情的動作有夠快！根據大陸官方統計，2 月 9 日湖北新增 2,657 例確診病例、新增死亡 89 人；而累計大陸（含港澳）確診病例 37,234 人，死亡累計 812 人。雖然很短時間內湖北死亡人數已超越 2003 年嚴重急性呼吸道症候群（SARS）全球死亡人數 11，但是和之後歐美國家因染新型冠狀病毒死亡的病例數比較，仍有天壤之別！

　　有一估算死亡人數的方式，就是從武漢殯儀館 24 小時不停機火化遺體，但還是處理不完，可以推估。資深法醫高大成以武漢 30 台焚化爐不停運轉來估算，推敲每天可以處理二千餘具遺體，而按照中國官方說的新冠肺炎死亡人數不到 500 人，怎麼可能處理不完？親民黨前文宣部副主任吳崑

玉 5 日凌晨在臉書發文推估，武漢地區的火葬場自從 1 月 25 日 24 小時開機 10 天以來，加燒數應在 2,000 ～ 10,000 人之間，保守估計新冠肺炎的真正死亡數應該已達 6,000 人。他還說「如果感染數與致死率都如官方所發布這麼低，也不會搞到溫州、杭州、鄭州陸續封城，北京半封城。」面對像潮水般湧入、處理不完的遺體。據說殯儀館工作人員只能高唱「萬里長城永不倒……」這類歌曲以壯膽。還有醫護人員爆料：「我們門診這兩天死了 6、7 個，然後他們殯儀館又拖不走，就把我們急診科搞成了停屍房。」12,13

在戰事方殷時刻，於 6 日晚間 22 時，先後由《環球時報》、《央視》等官方媒體證實李文亮醫生的死訊。消息傳出，民間各種悲憤、懊悔，甚至要求武漢公安廳下跪道歉的訊息，一度成為大陸各大網路社群的「熱搜」關鍵字。李醫師 1 月 8 日即出現發燒症狀，之後受限於武漢封城、醫療資源緊縮，直到 2 月 1 日才確診感染病毒。14 除了李文亮醫生，武漢大學中南醫院醫療團隊 7 日發布在《美國醫學會雜誌》（JAMA）的報告指出，至少有 40 名醫護人員感染，有 3 名

醫生因新冠肺炎喪命。一名武漢醫生表示，「我們有太多醫護人員因為防護不足生病。」15

　　防疫視同作戰，有時難免擦槍走火。武漢既然是新冠肺炎最大疫區，當地醫護不僅不堪負荷，防疫物資也極度缺乏。江蘇、浙江醫療隊馳援武漢時，自行帶著大型醫療器材以及消毒、防護裝備。沒想到除了大型醫療器材大概不好搬，其他醫療物資連同行李竟遭湖北當局直接在機場劫走！後到的江蘇人員還靠浙江人分享泡麵和麵包果腹。微博上網民怒火燎原，官方澄清以為是捐贈物資因此拿錯了，還說那些行李不是被扣留，之後會將行李送到飯店，但似乎就不了了之。16

　　中國的武漢新型冠狀病毒疫情，11 日官方數字正式突破「千死」的門檻，全中國死亡人數達到 1,017 人，確診病例超過 42,700 例。17 習近平對湖北下令，對肺炎感染者要「應收盡收，刻不容緩」，在方艙醫院人滿為患後，官方也徵用老人院或大學宿舍當作隔離營 18。後者包括湖北省委黨校宿舍，以及武漢軟體工程職業學院的學生宿舍，成為臨時醫療

站。在徵用後面的學生宿舍時，為趕時間，直接將宿舍內的桌面及書櫃清空，房門拆除，學生的書籍、生活用品全部被丟到宿舍中庭，佈滿一地宛如垃圾場，引發民怨。[19]

是否上述政策立竿見影？全中國的單日確診通報，已從 10 日的三千多例，一舉下降了「20%」，11 日達到 2,483 例。但很不可思議的是，湖北省衛生健康委員會隔天即針對診斷分類進行修正，將「臨床診斷病例」納入確診病例中，公布單日統計爆增肺炎超過萬例，達到 14,840 例，新增死亡 242 例！[20] 據《環球時報》報導，由於有些病患病毒核酸檢測「遲遲不呈現陽性」，或者還沒有查到核酸檢測陽性，只是臨床症狀看起來像，當局為了防堵傳播漏洞，因此加入電腦斷層掃描（CT）臨床診斷。[21] 湖北省這樣放寬病例診斷的標準，似乎只做了一天就收攤！這確診病例像坐雲霄飛車一般急速升降的數字，大概史無前例了！

大陸其他地區新冠肺炎疫情也升溫，上海市防控工作新聞發佈會在 2 月 10 日於市疾控中心宣布「全市 1.3 萬個居民

住宅社區，絕大部分已實現了『封閉式管理』，採取了出入口管理措施」，包括：嚴控社區出入口數量，加強門崗力量配備，做到人員進入必詢問、必登記、必測溫。對體溫異常的，則按照既定的「全鏈條處置機制」及時報告、及時移送。自此四大直轄市：北京、天津、上海、重慶，也都已宣布小區封閉式管理，等於全面宣戰了。22

　　陣前換將，原是兵家大忌，但是隨著新冠肺炎疫情持續延燒，中國民間輿論對湖北主事官員的批評日漸嚴厲。2020年2月10日中共總書記習近平視察北京防疫工作時，意有所指地說重大考驗面前更能考察識別幹部，「對作風飄浮、敷衍塞責、推諉扯皮的，要嚴肅問責」。三天後，即2月13日，湖北省委書記蔣超良，武漢市委書記馬國強被撤換，分別由上海市長應勇及濟南市委書記王忠林接任。23-25 可能為了幫忙中共洗刷武漢污名，世界衛生組織2月11日將武漢肺炎定名為 COVID-19（2019年冠狀病毒疾病）。23 武漢人的悲情卻沒有因為肺炎的名字換了，很快就結束！

民眾抽籤買口罩，
英年染疫痛早逝

疫情日趨嚴重，民眾都要戴上口罩防疫，有 14 億人口的中國口罩存量畢竟有限，各地紛紛採用預約抽籤的方式分配，只有中籤的民眾才有資格去排隊購買。網民紛紛在微博上放上照片，中籤者開心直呼：「人生中第一次搖號中籤買口罩」、「中籤了！買個口罩太難了」，未中籤者則悲憤地感嘆：「這不是欺負人嗎？什麼時候才能約到口罩啊？」[26]

大陸導演常凱 2 月 14 日因罹患新冠肺炎逝世，享年 55 歲，而他所屬公司湖北電影製片廠發出訃聞悼念。網路瘋傳常凱留下的遺言，內容提到先是老父親發燒咳嗽、呼吸困難，送到多家醫院都沒有床位接收，他失望之餘只能回家自救，最終老父「寥寥數日」，便於 1 月 27 日撒手人寰，遭受打擊

的母親也受到感染，隨父親於 2 月 2 日去世，而服侍雙親數日的他和愛妻同樣遭感染，輾轉多家醫院仍沒有病床，導致他和姐姐在情人節去世，短短 17 天就相繼走了四人。妻子情況還好，而在英國留學的兒子因疫情沒返家。對這「幾乎滅門」的消息，可想而知多麼地令大陸網友震驚、痛心！ 27

　　找不到床位醫療，可能是造成常凱一家四口悲劇的主因，但是主管床位的人也不一定能倖免。武昌醫院是武漢市首批定點醫治新冠肺炎的醫院之一，武昌醫院院長劉智明因感染新冠肺炎，於 2 月 17 日去世，也是第一個犧牲的醫院院長。劉院長是主任醫師、博士、神經外科專家，2013 年曾被武昌區委區政府授予「武昌英才」的榮譽稱號，以 50 之齡告終，正是「英年早逝」！ 28

　　當然悲劇在做為主戰場的醫院不斷地上演，武漢江夏區第一人民醫院／協和江南醫院呼吸與危重症醫學科醫生彭銀華，原本打算農曆正月初八舉辦婚禮，也和未婚妻約定「疫情不散，推遲婚禮」，隨後上了抗疫第一線。不幸在 2020

年 2 月 20 日因染疫病情惡化去世，抽屜裡還放著沒來得及分發的請柬。這位年僅 29 歲的呼吸科醫生，此生再也沒有機會牽著他心愛的女孩的手，走進婚禮的殿堂了。30

隨著新冠肺炎持續在大陸延燒，世界衛生組織（WHO）秘書長譚德塞 2020 年 2 月 14 日宣稱，世衛將組成專家團隊與陸專家到訪大陸數個省份，包括北京、廣東和四川等現場考察，了解衛生體系及醫護人員的防疫措施，關注病毒的傳播方式、疾病嚴重程度，並了解因應措施的影響。但是行程中未包含武漢市與湖北省各市等疫情爆發中心，《南華早報》引述《人民日報》報導，主要原因應該是湖北當前處在防控疫情的關鍵期，接待能力有限。30

不過，2020 年 2 月 24 日中國衛生部與 WHO 專家團在北京舉行武漢疫情記者會，與會的世衛助理總幹事、加拿大公共衛生應急專家布魯斯·艾爾沃德（Bruce Aylward），說他到過武漢，看到疫情正在真實下降，除了呼籲各國學習中共控制疫情的經驗，還說：「世界欠你們（指武漢人民）一次」！

最後，竟然沒有隔離 14 天就要搭機離開，結果記者詰問時，艾爾沃德回答說，他沒有去過武漢醫院的任何「髒區」（dirty areas），後者當然指的是疫情燒得正旺的疫區。31,32 有如此世衛專家，「髒區」不去，真不能不令人擲筆三嘆了！活在「髒區」中、「世人欠他們一份情」的武漢人，倘若知情，將不知做何感想！

　　這種矮化自己、自我設限的動作，隨著新冠肺炎禍殃全球，成為各國政要人物砲轟的目標。美國共和黨籍眾議院少數黨領袖麥卡錫（Kevin McCarthy）在 2020 年 4 月 26 日接受《Sunday Morning Futures》節目專訪時，忍不住開嗆世界衛生組織（WHO）早已淪為「武漢衛生組織」，並說未來美國國會將重新審視美國和世衛組織的關係。33 類似這樣的責難，後面還會討論，此處仍聚焦武漢。

封城滿月現曙光？
疫情起伏難解讀

　　2 月 12 日，公佈確診數破萬不到十天的時間，湖北累計治癒出院病例數也破萬，有一名武漢市醫師在「丁香園論壇」發佈文章，他提到一些住院治療的患者前一刻還在吸氧，走路都費勁，下一刻就要出院了，因為已達到了文件規定的出院標準。而官方的出院標準包括：癥狀好轉、胸部 CT 較前吸收、核酸檢查兩次陰性。後者以一般標準衡量，似乎無可厚非。34

　　在武漢封城即將滿月之際，距離武漢市華南海鮮水產批發市場不到 700 公尺遠的武漢社會福利院，在盛傳院內爆發感染幾天後，武漢市民政局在 2 月 21 日晚間承認，該院截至 19 日檢測出 12 起確診病例，包括 11 位老人和一名工作

人員，其中有一名長者死亡，隨後當地政府宣布對全市養老機構全員進行檢測。同時，武漢市政府 21 日宣布將建 19 座方艙醫院，加上原有的 13 座，預計 25 日前達到三萬張病床；此外，為解決負責前來馳援的醫護人員住宿問題，並取代近飽和的當地酒店，當局徵召的 7 艘郵輪在 22 日已齊聚武漢，將提供 1,469 張床位。這些動作印證疫情仍然很嚴峻。35

　　像隔岸觀火，看不清楚實況。在武漢封城滿月的 2 月 23 日，中國衛生健康委員會公布數據，顯示中國新增病例 409 例，湖北占 398 例，新增死亡病例 150 例。累計報告確診病例 77,150 例，累計死亡病例 2,592 例。這數字反映疫情有趨緩的趨勢。36 但是和武漢市政府 21 日宣佈的動作，顯得格格不入。而且全中國新增病例有 97% 在湖北，湖北及武漢仍然是震央！

　　俗語常說：「一將功成萬骨枯」，如果大陸疫情迅速好轉，除了斷然封城奏效，醫護人員的貢獻也功不可沒！湖北省宜昌市惠民醫院的 46 歲護理長陳淑紅，從 2 月 11 日開始

負責新冠肺炎集中隔離病房。她和許多醫護人員一樣，為了不要浪費防護衣，穿上之後工作整整九小時都沒喝一口水，也不上廁所，累得扶住牆壁想硬撐，最後還是不支倒地，讓網友看了相當心疼，紛紛呼籲「先照顧好自己才能照顧別人。」[37]

封城滿月尚未現曙光？艾爾沃德口中的「髒區」污名何時了？此時仍然是未定之天！

新冠病毒現威力，
湖北、外省兩樣情

在 2020 年 2 月 7 日疫情升溫之際，陸一級城市廣州「宣布封城」，大陸廣東省廣州市人民政府第三號公告指出，為全力做好疫情防控工作，依據《中華人民共和國傳染病防治法》、《中華人民共和國突發事件應對法》等法律規定，按照「廣東省重大突發公共衛生事件」一級響應，洋洋灑灑發出以下七點的通告。38

其中詳細規定除了一般人熟悉的勤洗手、少出門、不串門、不聚餐，出入公共場所戴口罩等規範，村居室內的文化、娛樂等聚集性場所一律關閉，所有居住小區（村）實施封閉管理。抵穗（廣州）人員必須當天報告，對隱瞞重點疫區旅居史和健康狀況造成疫情傳播的抵穗人員，將依法追究

責任。

　　在上面一般性的規定之後，對居家隔離人員落實「八個一」管理及關懷，倒是非常貼心，內容包括：在居家隔離住戶門前張貼一份健康關懷提示，遞送一份居家隔離告知書，確定一位社區對口聯繫服務人，配送一支體溫計、一打口罩、一份體溫檢測表格、一支筆、一份宣傳手冊。

　　但是令湖北人傷心的，應該是這麼一段話：「現仍滯留重點疫區的人員，在省重大突發公共衛生事件一級響應解除前不得返穗。重點疫區抵穗人員必須接受嚴格居家或集中隔離健康管理，一律不得外出。因拒絕接受居家、集中隔離健康觀察，造成疫情傳播的，將依法追究責任。」38 無論是重點疫區的人員或省重大突發公共衛生事件，明眼人一看就知道指的是湖北人。不只廣州市的公告針對湖北人，其他省市亦然。湖北與武漢人的悲情，一直到一、兩個月後，還沒有完全結束！

至 3 月 1 日 24 時，大陸國家衛健委在官網通報新冠肺炎確診破八萬人，新增 42 死，全部都在湖北。39 兩星期後，3 月 15 日報告全國累計報告確診病例 80,860 例，新增確診病例 16 例，新增死亡病例 14 例，也很神奇地全在湖北。40 新冠肺炎在大陸很多地方已經成了強弩之末，唯獨湖北雖然也趨緩，繼續有人病逝。到底湖北或武漢有多少人死於新冠肺炎？

3 月 27 日有報導指稱，武漢爆出殯儀館大排長龍領骨灰的消息，該市僅一間殯儀館就發放了 6,500 個骨灰盒，遠超出政府宣稱當地的 2,531 例新冠肺炎死亡案例。有網友「李南飛」在推特發文指出，武漢共有八間殯儀館，其中武昌殯儀館從 23 日起每日發還 500 個骨灰罈，持續進行 13 天，換算下來共計將有 6,500 名病死者的骨灰被發還遺屬，而這還只是當地八間殯儀館其中之一，換算下來武漢死亡人數恐已超過 5 萬人，是官方公布數字的 20 倍之多。41

另一報導指稱，正常年份裡，七家殯儀館兩個月約可火

化遺體 10,000～12,000 具，但今年 1 月 23 日～3 月 22 日即火化了 35,000 具，35,000 減掉 10,000 具，大約就是這兩個月死於武漢肺炎的人數！加上 1 月 22 日前死亡數約二千人，如此推估，疫情爆發至 3 月 22 日，武漢疫情死亡人數應達 27,000 人。42 無論是五萬人還是 27,000 人，死亡畢竟不是兒戲，但是官方數據和民間觀察的數字，兩者間竟有如此鉅大的差異，外人恐怕永遠無解！

可能為了因應眾多質疑聲浪，武漢市新冠肺炎疫情防控指揮部居然在 4 月 17 日就新冠肺炎確診病例數、確診病例死亡數「訂正情況」進行了通報。指出疫情早期，由於收治能力不足、少數醫療機構未能及時與疾病預防控制資訊系統對接，醫院超負荷運轉，醫務人員忙於救治，導致客觀上存在遲報、漏報、誤報現象。訂正後死亡人數從 2,579 例增加至 3,869 例。43 但是僅增加 1,290，難以杜天下悠悠之口！

湖北人「壯烈犧牲」，其他省市的人不一定領情！即令疫情趨緩亦然。中國衛健委 3 月 18 日起，連續三日通報中

國本土新增確診為零，3 月 21 日新增本土確診病例僅為一例。這種狀況，連貴為黨喉舌《環球時報》總編胡錫進也擔心，中國新增本土病例仍有可能。環球網報道的題目直接點名：「堅決防止任何地方將捍衛零增長的壓力變成瞞報的動機」。有一篇據稱湖北記者寫的文章「我最難忘的一天」在網路廣為流傳，文中說，雖然官方公布武漢市新增確診為零，但多地仍存在確診病人，作者以自己 3 月 19 日的親身經歷講述一位確診病人及其家人輾轉多家醫院就診卻被互踢皮球的過程。北京也不太相信所謂的「清零」，與江蘇等省不顧一切復工的宣示相比，北京的表現就顯得格外小心，一是中國民航要求所有抵達北京的客機一律飛往外地檢疫，另一是要求目前在湖北出差和探親的人員一律不得返京。其餘地區人員返京後需進行居家或集中醫學觀察 14 天。44

　　湖北出差和探親的人員一律不得返京，湖北人感覺被當作了三等公民。湖北省委書記應勇也被迫出來「呼籲請求全國各地全社會善待湖北人民」，他說，湖北人是英雄的人民。44

　　正是「新冠病毒現威力，湖北、外省兩樣情！」

英雄的人民嘗悲情，
高唱一曲抗疫歌

2020 年 4 月 8 日，中國國家衛生健康委員會宣稱，武漢過去兩週僅新增 2 例，疫情已控制，持有健康認證「綠碼」的民眾，可自由出入武漢市。武漢封城 76 天後終於在當日凌晨解封，民眾害怕政策再變，連夜逃出。一名陳先生受訪表示，要趁現在趕緊走，不知道明天會不會又有別的政策。據估計，武漢解封兩天內，有約十萬人離開武漢，光是 4 月 8 日當天就有五萬多名旅客搭火車離開武漢，避退到珠江三角等地區。45

宣佈「解封」之後，武漢的魚販、菜販們紛紛重新開張營業。不過，經過病毒肆虐之後，外界對此類市場仍然存有極大疑慮。有商販說，「沒有收入又不能走，很難維持下

去，今年肯定是一個荒年。」46 防堵疫情也阻塞經濟活動，要兩難中取其一，無論在武漢或其他任何地方，都是難解的習題！

武漢及湖北人的悲情並沒有隨著「解封」結束。中國 13 屆全國人大常委會第 17 次會議於 2020 年 4 月 29 日上午決定，已推遲的全國人大會議及全國政協會議，即俗稱的「兩會」，定 5 月 21 日起在北京舉行。北京市官方 4 月 29 日下午宣布，首都疫情防控取得階段性重要成效，自 4 月 30 日零時起，將一級回應機制調至二級；但境外、湖北與武漢、高中風險地區人員返回北京，仍須集中隔離 14 天。觀察期滿後，應再延長進行七天居家健康觀察。而且，上述兩類人群必須全部進行核酸檢查監測。47

在湖北省連續 35 天無新增確診病例後，5 月 9 日、10 日兩天，卻新增六例新冠肺炎確診病例，均居住在武漢市東西湖區。48 5 月 11 武漢市疫情防控指揮部下達總動員，要求全城所有單位「必須在 24 小時內提出計畫」，以「十天為

期限」，要對全城 1,100 萬的居民實施新型冠狀病毒核酸篩檢，管這叫「十天大會戰！」的強令。[49]

另一悲情發生在幾千里外的吉林省吉林市轄下舒蘭市。5 月 7 日，舒蘭市公安局一名 45 歲的洗衣女工確診，5 月 9 日、10 日舒蘭市進一步確診 14 例，均為洗衣女工的親屬和密切接觸者。截至 15 日午夜，吉林市這波因為一名舒蘭公安局女洗衣工而起的疫情，已有 28 人確診，疫情還擴散到遠在遼寧省的瀋陽市。吉林省吉林市宣布封城，舒蘭市委書記李鵬飛遭到免職。[49,50]

中國乃至於全世界的疫情，在筆者行文至此時刻，仍深不見底，以武漢代表中國抗疫戰爭的故事，也在此做為第一階段的了結。5 月 24 日，習近平在 2020 年大陸兩會第三次「下團組」來到了湖北代表團。他說：「湖北人民和武漢人民不愧為英雄的人民！」[51]

經過這些日子的封城、隔離，湖北人民早已嘗盡悲情、

唱遍悲歌，而其他國家的悲劇才正要上演！108 年前，「武昌起義」打敗清軍，奠定了中華民國。108 年後，湖北人民的血淚沒有白流，這前所未見超大規模的封城動作，以及相關的緊急措施，讓新冠病毒在很短的時間內就範，絕對是未來對付難纏疫病的借鏡！

【第三章參考文獻、報導】

1. Huang C, Wang Y, Li X, et al. Clinical features of patients infected with 2019 novel coronavirus in Wuhan, China. Lancet. 2020 Feb 15;395（10223）：497-506.Epub 2020 Jan 24. Erratum in： Lancet. 2020 Jan 30;：.

2. Chen N,Zhou M,Dong X, et al. Epidemiological and clinical characteristics of 99 cases of 2019 novel coronavirus pneumonia in Wuhan, China：a descriptive study. Lancet.2020 Feb 15;395（10223）：507-513. Epub 2020 Jan 30.

3. 即時新聞／綜合報導：中國官員還在混！第2大疫區衛健委主任搞不清疫情，自由時報，2020-01-31 11：58：16。

4. 自由時報／即時新聞／綜合報導：武漢醫療陷潰邊緣 「只有快死的人才能住院」，2020-01-31 11：20：35。

5. 羅印沖／即時報導：武漢肺炎一日暴增57死 累計死亡人數超越SARS，聯合報，2020-02-03 08：53 。

6. 逃離全中國？英國混亂的武漢肺炎「撤僑建議，global.udn.com＞轉角國際 udn Global＞，2020/02/05。

7. 舊金山特約記者 王山：美國武漢撤僑包機的故事，RFI,03/02/2020 - 13：27。

8. 黃菁菁：自武漢撤回的日僑感染率竟高過武漢市，中時電子報，2020/2/5。

9. 姜詠諺、陳潔：方艙醫院，是拯救武漢肺炎患者的「諾亞方舟」嗎？報導者 The Reporter，2020/2/12。

10. 武漢方艙醫院增至12家，計劃啟用床位超兩萬張 - 新華網 . www.xinhuanet. com.[2020-02-20]。

11. 黃麗蓉、李慈音、郭匡超、丁世傑、鄭年凱、陳君碩、李俊毅：全球疫情不斷更新／大陸地區累計死亡破800人 超越全球SARS人數，中時電子報，00：242020/02/09 。

12. 武漢肺炎／火葬場24小時不停機！高大成估：超過2千人死，三立新聞網，2020/02/05 15：37：00。

13. 朱冠諭：「80座焚化爐何必24小時開機？」吳崑玉：中國6,000人恐已死於武漢肺炎，www.storm.mg，2020-02-06 08：40。

14. 維穩凌遲真相的中國故事：揭發武漢肺炎「吹哨人醫師」李文亮病逝，聯合報／轉角國際，2020/02/07。

15. 吳映璠：驚！武漢爆500醫護染新冠病毒 600疑似病例，中時電子報，09：372020/02/12 。

16. 自由時報／即時新聞／綜合報導：蘇、浙馳援武漢 驚傳遭湖北政府機場劫走醫療物資，2020-02-11 11：08：27。

17. 鏡頭背後／武漢肺炎的天命考驗：中國迎來的「車諾比時刻」？聯合報／轉角國際，2020/02/11。

18. 自由時報／即時新聞／綜合報導：習近平派他到武漢 下「死命令」狂蓋隔離營卻更慘 ...，2020-02-12 08：27：36。

19. 自由時報／即時新聞／綜合報導：黨校宿舍還在蓋 中共急徵用改建方艙醫院，2020-02-11 11：15：47。

20. 自由時報／即時新聞／綜合報導：湖北單日確診破萬 全球確診 60329 例 死亡 1369 例，2020-02-13 11：05：10。

21. 楊幼蘭：陸新冠肺炎確診數激增 關鍵揭曉，中時電子報，13：002020/02/13 。

22. 李俊毅：上海宣布「封城」！陸四大直轄市疫情全面淪陷，中時電子報，11：282020/02/10。

23 中央社台北 13 日電：上海市長應勇 調任湖北接省委書記，2020/02/13 11：51。

24. 中時電子報李慈音、中時蔡宗霖、旺報陳君碩：究責開始！上海市長調任 武漢市委書記也換人，11：212020/02/13。

25. 世界日報／中國新聞組／北京14日電：維穩重於防疫？習家軍空降 湖北「F4」突換掉 2 人，2020 年 02 月 14 日 06：08。

26. 自由時報／即時新聞／綜合報導：中國特色分配模式 民眾須中籤才能買口罩，2020-02-14 13：06：10。

27. 黃詩淳：陸導演和 4 親人罹新冠肺炎「尋無床位」相繼過世 ... 絕望遺言瘋傳，中時電子報，08：142020/02/17。

28. 丁世傑：武昌醫院院長劉智明 傳出感染新冠肺炎去世，中時電子報，00：482020/02/18。

29. 戴瑞芬／即時報導：延遲婚期抗疫，武漢醫生彭銀華染疫離世，聯合報，2020-02-21 08：47。

30. 馮英志：美 WHO 專家可赴陸但沒去湖北 原因曝光了，中時電子報，13：042020/02/18 。

31. 自由時報／即時新聞／綜合報導：WHO 專家團到武漢…沒去「髒區」，不隔離搭機閃人，2020-02-25 07：49：32。

32. 馮英志：來日再言謝！赴湖北 WHO 專家：世界欠武漢人民一次了，中時電

子報，13：252020/02/25。

33. 自由時報／即時新聞／綜合報導：美國會領袖也開炮 狠酸WHO其實是「武漢衛生組織」，2020-04-27 11：15：57。

34. 自由時報／即時新聞／綜合報導：湖北出院人數破萬？一線醫生揭「撒謊達標」內幕，2020-02-21 07：33：45。

35. 周虹汶／綜合報導：武漢封城滿月 醫護睡長江郵輪，自由時報，2020-02-23 05：30：00。

36. 鉅亨網編輯江泰傑：武漢肺炎疫情更新：中國新增病例約400例 湖北占398例，2020/02/24 11：01。

37. CTWANT：穿防護衣「不吃不喝」工作9小時 護理長累到扶牆倒地，中時電子報，08：262020/02/24。

38. 中時電子報李俊毅、工商時報賴瑩綺：疫情升溫 陸一級城市 廣州「宣布封城」！14：572020/02/07。

39. 羅印冲／即時報導：大陸新冠肺炎確診破8萬 新增42死全在湖北，聯合報，2020-03-02 09：19。

40. 小山：新冠疫情 中國官方新報只增16例 過半國土清零 RFI，16/03/2020 - 09：49。

41. 自由時報／即時新聞／綜合報導：武漢排隊領骨灰數量曝光 死者恐遠超官方公布20倍，2020-03-27 13：37：56。

42. 自由時報／即時新聞／綜合報導：武漢死者數據嚴重低估？骨灰數量疑「少了一個零」，020-04-07 09：49：00。

43. 林勁傑：武漢市上修新冠肺炎死亡數 爆增1454例 累計3869例，中時電子報，11：412020/04/17。

44. 安德烈：湖北人別進京 飛機請繞行 北京你怎麼啦，RFI，23/03/2020 - 00：57。

45. 自由時報／即時新聞／綜合報導：「害怕又要封…」 武漢今凌晨解封 數萬人急逃！2020-04-08 06：37：17。

46. 武漢解封：濕貨市場老闆說「今年是個荒年」，BBC News 中文，2020 年 4 月 13 日。

47. 中央社：北京30日起降應急機制 境外進京仍隔離14天，自由時報，2020-04-29 19：17：43。

48. 肺炎疫情：湖北吉林再現小規模集群感染，新冠「二次爆發」警報阻礙經濟

重啟，BBC News｜中文，2020 年 5 月 12 日。

49. 第二波疫情來襲？武漢「全城大篩檢」強令 10 日急測 1,100 萬人，聯合報 / 轉角國際，2020/05/12。

50. 疫情 / 中國吉林市封城再添 2 確診 舒蘭市委書記遭免職，中央通訊社 CNA，2020/05/16 11：15。

51. 浴火重生！在湖北代表團，習近平留下這些叮嚀，人民網 - 中國共產黨新聞網，2020 年 05 月 25 日 08：38。

肆 . 橫行海陸 神明也罩不住——

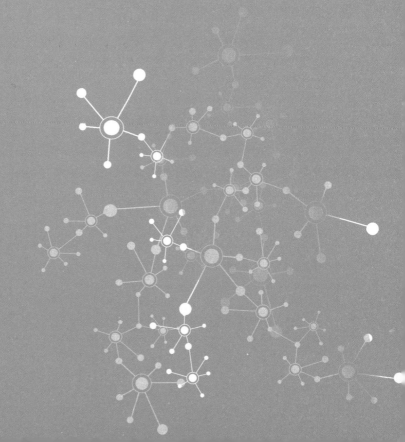

海上有新歡，病毒新樂園

〈刺客列傳〉是《史記》裡有名的章節，記載在第 86 卷中，描寫曹沫、專諸、豫讓、聶政、荊軻等春秋戰國時代五大刺客的生平及事蹟。雖然五大刺客各有盤算和目的，要刺殺的人也都大有來頭，只可惜多功敗垂成，但其轟轟烈烈的做為，足堪永銘青史。

新冠病毒冠以「刺客」之名，似乎有辱前述男子漢大丈夫的威名，但其隱形又詭譎的行徑，比諸深具英雄氣概的「刺客」還屬害上百倍，而被其刺殺的人數，更千萬倍於上述刺客。很多人被染上了仍不知不覺，也有不少人一次即中，甚至於痛苦至死。雖然惡行不光彩，人們無奈地眼看新冠病毒肆虐全球，使這橫行 21 世紀的「隱形刺客」，絕對有資格

名垂千古！

　　武漢是新冠病毒的發源地，雖然疫情可能很慘，但是，「隱形刺客」在這裡怎麼作怪，外人所知有限。於 2020 年 2 月 22 日徵召的七艘長江郵輪，供馳援的醫護人員住宿，其中有沒有人染疫，外人不得而知。

　　搭乘豪華郵輪旅遊，是現代人出外旅行的時髦選項，若不是日本豪華郵輪「鑽石公主號」落難，差一點演出病毒版的魯賓遜飄流記，沒有多少人會想到它竟然會成為病毒的新歡！

　　「鑽石公主號」（Diamond Princess）是隸屬公主郵輪旗下營運的至尊級郵輪。「鑽石公主號」和其姊妹船藍寶石公主號屬於至尊級郵輪中最大型的兩艘郵輪，皆由三菱重工在日本長崎建造，也是第一艘由日本造船廠建造的公主郵輪。鑽石公主號於 2004 年 3 月投入運營，在北半球夏季和冬季分別在亞洲和澳洲附近海上巡遊。[1]

「鑽石公主號」在新冠肺炎疫病爆發時，載有乘務員和遊客共 3,711 人（乘務員 1,045 名、乘客 2,666 名）。「鑽石公主號」可以說一疫成名，其悲情來源竟還一時說不清楚！有報導稱來自於一名 80 歲的香港老人，2020 年 1 月 20 日在日本橫濱港登上啟航的鑽石公主號，於 1 月 25 日抵達香港下船時確診新冠肺炎，自此開啟了這艘船的「悲慘命運」。但根據日本厚生勞動省的資料，2020 年 1 月 20 日船上已經有二名旅客病發。2 月 4 日抵達日本橫濱港後，日本政府基於人道而決定讓鑽石公主號停靠，但沒想到當時的幾個錯誤決策，最後竟然導致鑽石公主號大規模感染的發生。日本政府為慎重起見，將鑽石公主號實行海上隔離，禁止船上所有人員下船，並派遣檢疫人員登船檢疫。由於這艘郵輪的乘客以及確診病例，多半都是中高年齡層，同時涉及不同國籍，為期 14 天的海上隔離，應對幾乎完全失序。1-3

　　以核酸檢測為例，鑽石公主號的檢測僅以橫濱檢疫所為主，再輔以國立感染症研究所接收部分檢體，但以橫濱檢疫所來說，每天僅有 80 件的檢驗能量，即便加上國立感染症

研究所的每日 200 件，對於搭載三千多人的巨大遊輪，根本是杯水車薪。3

神戶大學的感染症專家岩田健太郎教授，曾經處理過 SARS 與伊波拉等傳染疾病，此次以災害派遣醫療團隊（DMAT，Disaster Medical Assistance Team）成員的名義，進入鑽石公主號觀察，在 2 月 19 日晚上播出一段影片，詳述了船內的環境，用「非常糟糕」四個字來形容。按照一般防疫標準，對付這麼狡猾的新冠病毒，絕對需要區分完全沒有病毒威脅的「綠區」和有病毒威脅的「紅區」；進入紅區要穿著個人全身防護衣（PPE），綠區則不需要。在鑽石公主號船上，不但完全沒有區分紅區和綠區，他還發現有的人有穿防護衣，有的沒穿；口罩、鞋套戴或沒戴也是一團亂，甚至發燒的病人若無其事地在走廊上散步，從房間跑到醫務室，各種光怪陸離的事都發生了。4 最後，他宣稱自己是「被厚生勞動省的人員趕下船」，並且在影片中指出：「日本不敢承認失敗，只會造成更糟的後果！」3

2月17日，美國國務院包租兩架卡利塔航空貨機，從羽田機場載回船上 380 名沒有確診且有意願提早下船返國的美國公民。美國疾病管制暨預防中心（CDC）在官網發布聲明，指出儘管日本政府已經盡力讓船上做好防疫措施，但是 CDC 認為，船上的防疫工作「恐仍不足」，並且相信那些沒有症狀的乘客仍可能構成風險，因此返抵美國的公民將在空軍基地隔離 14 天。1,5 隨後在 2 月 19 日～ 21 日，韓國、香港、及台灣政府陸續撤回公民。

2020 年 3 月 1 日，日本厚生勞動大臣加藤勝信在記者會上表示，包括船長在內、鑽石公主號郵輪所有船員都已下船，結束這場郵輪悲劇。3 月 25 日的統計，總計 712 人確診，十人死亡。以全船 3,711 人統計，感染率高達 19%，是新冠肺炎群聚感染最嚴重的地方之一。6

2020 年 5 月 3 日，日本國立感染症研究所公布鑽石公主號郵輪的船內環境調查結果。他們共採了船上公共空間、船員及乘客的房間等 600 處的檢體，調查是否有新冠病毒特

有的基因（RNA）。結果在 33 間確診者的房間中有 21 個房間檢測出基因，而無症狀患者的 13 個房間當中，竟然也有十個房間檢測出基因。最常使用的房間廁所地板、枕頭、電話、電視搖控器等，被檢測出新冠病毒基因的頻率當然最高。7 這些發現也似乎印證岩田健太郎先前觀察的，船上管理不當，病毒早已到處亂竄。

病毒既然找到海上新樂園，當然不會放過其他郵輪。2020 年 3 月 5 日美國加州出現首名武漢肺炎不治患者，死者曾於 2 月 11 日至 21 日乘坐「至尊公主號」郵輪，自舊金山出發前往墨西哥旅行，研判在航行途中受到感染，同時傳出另一名「至尊公主號」乘客出現確診症狀。「至尊公主號」取消航程，直返舊金山，但加州州長紐森（Gavin Newsom）已下令不准靠岸，直到船上數千名成員檢測完畢。8

眼看鑽石公主號郵輪的悲劇要重演，3 月 9 日下午終於根據身兼防疫指揮官的美國副總統彭斯的指示，讓「至尊公主號」在加州奧克蘭港靠岸，並於同日展開乘客撤離行動。

至尊公主號上的 2,422 名乘客分批下船，優先順序分別為確診者、醫療需求者、加州本地人、美國公民，最後才是外籍乘客；藉由空投檢驗試劑，確認了船上已有 21 人「確診陽性」。下船後的美國乘客，將比照「鑽石公主號」模式接受 14 天的強制隔離。至於 1,111 名郵輪船組員，除了已經確診的 19 人之外，其餘則將繼續「海上隔離」。9 這明確又快速的行動，免除旅客再遭遇到「鑽石公主號」的災難！如果美國的防疫都一直這樣快速又有效率，後面一團糟的防疫做為，就不可能會發生！

美國海軍羅斯福號航空母艦（USS Theodore Roosevelt）簡直是海軍版的鑽石公主號！根據報導，2020 年 3 月 31 日停靠在關島的羅斯福號確診新冠病毒人數傳出高達 200 人左右，艦長克勞齊上校（Capt. Brett Crozier）在致美國海軍部官員的公開信上，呼籲高層讓船上四千名船員下船接受檢測，以免進一步惡化。他說這需要政治決心，是體恤官兵的正確作為，此刻並非戰時，艦上官兵不需要為此犧牲。10,11

做為一名軍事將領，克勞齊一定是看到疫情日趨嚴重，子弟兵一個接著一個病倒，且一再反映到上級都得不到滿意答案後，才不得不訴諸媒體。果然，美國海軍高層於 4 月 3 日開除克勞齊，原因是他將艦上的信息洩露給舊金山紀事報（San Francisco Chronicle）。他顯然是個深得官兵愛戴的好長官。水兵們主動為他舉辦歡送會，克勞齊在不間斷的歡呼與掌聲中，風光地離開羅斯福號。12 三天後，他也確診染上新冠病毒，所幸後來康復了。13 而拔掉他官職的海軍部長（The Acting Navy Secretary）Thomas B. Modly 也差不多在同一時間被迫辭官。14

　　停靠在關島近二個月的美國航空母艦「羅斯福號」，於 2020 年 5 月 19 日在港內進行測試，踏出重返海洋的第一步。根據海軍的說法，在這段期間有超過 1,150 名官兵確診武漢肺炎，其中一人死亡。15 可見新冠病毒下多厲害的重手，差一點搞爛一艘航空母艦的官兵！幸好有克勞齊艦長不惜丟官，也要保護同仁安全，才沒有進一步釀成大禍。

南韓有樂土，
「天地」任它行

　　韓國人如同日本和台灣，有充分的宗教信仰自由。但是，令外人難以置信的是，同樣接受東方文化薰陶的韓國人，不僅信仰基督教及天主教的人超過佛教，而且他們的教條很多不是歐美傳統的基督教，常挾帶教主個人的色彩。例如文鮮明 1954 年創立的統一教，最令人矚目的就是集體配婚。成千上萬對互不相識、甚至於來自不同國家的新人，在文鮮明夫婦面前配對成親。1984 年，由李萬熙創立的新天地教會或新天地，目前約有 24 萬信徒。有別於一般基督教會一周一次的禮拜，約有三成的新天地教眾最多一周會有六次緊密接觸活動，信徒一個靠著一個，大聲呼號禱告將近半小時，再接受佈道近一小時。16

如果將「鑽石公主號」視為新冠病毒的海上溫床，新天地教會就形同新冠病毒的陸上歡場！

2020 年 1 月 3 日南韓疾管中心開始主動篩檢新冠肺炎，1 月 20 日南韓出現首宗確診個案，其後一個月僅有少量零星患者確診，韓國防疫一度被他國肯定。但是一名來自於大邱，近期沒有疫區接觸史的 61 歲女性，讓韓國陷入新冠肺炎的漩渦！這名患者 1 月底到首爾旅行，因為車禍而被送到首爾某醫院治療，在簡單看診完，身體也無大礙後，她恢復了正常的行程。但是回大邱後，於 2 月 10 日開始「持續發燒」，2 月 14 日出現肺炎症狀。治療她的漢方醫院卻沒有積極向上通報，2 月 15 日還上飯店吃自助餐，2 月 16 日星期天也「正常」上教會做禮拜。在這期間，當事人仍繼續使用鐵路與巴士交通等大眾交通工具。直到 2 月 17 日，大邱衛生所主動對各級醫院提出肺炎患者的篩檢後，地方醫院才發現這名編號「第 31 號」的患者，感染的是新冠肺炎！慘的是，在這二十天跨城市的人群接觸規模，根本難以勝數，有媒體比喻這將是南韓面對新冠肺炎威脅的『惡夢之日』。」17

這說法一點也不誇張，因為病毒找到比「鑽石公主號」更好的樂土。在「第 31 號患者」確診兩天後的 2 月 20 日下午，南韓兩度更新確診通報，單日新增 53 例，其中 30 例新增發生在大邱市，其中有 23 人與「超級傳染者」同為「大邱新天地會」的接觸教友，並且出現了首起死亡病例 18；同時，南韓宣佈新冠疫情進入社區傳播階段。19 至 24 日上午，累計全國確診病例數驟升至 763 起，並且出現第 7 例死亡病例；其中 24 日新增的 161 病例裡，有 129 人與大邱市新天地教會相關。20 至 2 月 26 日傍晚，南韓全國累計確診病例已達 1,261 人，光是 26 日當天確診的患者數就有 285 人，不僅創下自 2 月 1 日疫情擴散以來的單日最高規模，更顯示疫情的黑暗期正準備來臨！ 21

　　韓國 27 日再新增 334 新冠肺炎確診病例，累計境內感染人數已達 1,595 人；新增的病例同樣多集中在大邱市及慶尚北道，兩地加起來共 311 例，此外，因應疫情急速升溫，韓美軍演也決定延期，這是史上頭一遭，因為有軍人染疫。22 到 3 月 2 日，累積患者達 4,335 人。最大的感染源依然來

自新天地教會，在千夫所指下，88 歲的教主李萬熙，首度公開露面並兩度下跪道歉，說「真的沒有臉見人」，祈求大家的原諒。不過才剛跪完，他臉色大變，對於記者不斷追問，突然失控大吼，要大家安靜！人前人後兩樣情，曝露無遺。韓國當然不會輕易放過罪魁禍首，首爾市政府就打算以過失殺人罪、傷害罪和違反防疫相關法規為由，要求檢方對李萬熙和新天地教會 12 個分會的負責人展開調查。23

　　大邱市新天地教會，是韓國集體感染事件的始作俑者，3 月 4 日，韓國境內新冠肺炎確診數已超過 5,600 例，當中 65.6% 病例和集體感染有關，而大邱市新天地教會有 2,583 人確診，占最大宗。忠清南道的天安市（Cheonan）及牙山市（Asan），一共有 80 名確診病患和天安市一間尊巴舞（Zumba）舞蹈教室有關。釜山市也爆發集體感染事件，33 個確診病例和當地溫泉教會相關，患者都曾在上月 17 日參加為期三天的教會靈修活動。24

　　新天地教會成為「新冠毒窟」，韓國政府對大邱市中

11,000 名市民進行病毒檢測，明顯地是針對新天地教會信徒而來。據悉檢驗工作已完成一半的大邱分會信徒檢體，呈陽性者竟然高達 62%。25 防疫作戰進入第 17 天，確診人數達到 6,284 人，且近一週來，每天新確診病例皆呈三位數上升，感染規模最大的大邱市及慶尚北道，患者數佔了近九成，醫療院所無法負荷。光是在大邱，公立醫院總病床數只有 381 張、負壓隔離病房只有 70 個，需要的收容床位至少還需要三千張，因此，確診患者總人數的 2 ／ 3，都得待在家自主隔離。26

群聚感染層出不窮，位在首爾市的住商混合建築「韓國大樓」11 樓，由 ACE 保險公司發包的電話客服中心，也出現集體感染的現象，3 月 11 日已有 102 人確診。作為「巨大都市」的首都圈，防疫也亮起警告燈。無獨有偶，大邱和慶北也一共有 14 所客服中心，超過 40 人確診。它們的共通點，都是員工擠在密閉或狹小辦公室內的空間，長時間進行工作。27,28

這樣的群聚感染，一直到幾個月後，還像活火山一樣，偶爾爆發一下，令人防不勝防。南韓不會是新冠病毒唯一的樂土，任何狹小的「天地」都關不住這刁鑽的「隱形刺客」！

病毒插翅飛，神明也難擋

　　2020 年 3 月初的韓國，是中國以外有最多確診病例的國家，但是總統文在寅因遲未全面限制陸客入境，引發民眾在總統府青瓦台官網請願要他下台。但是韓國檢驗能量大增，並設立臨時的開車「得來速」檢查設施，加上主管機關緊急批准醫材廠商生產的快速檢測試劑上市，每天可檢驗達一萬人，當時高居全球之冠，疫情統計也非常透明，其快速應變作為。連美國專家都讚賞不已。29 這樣的積極作為，推高文在寅政府的聲望，還有助於經濟發展，至 5 月 21 日統計，南韓 46 家廠商、72 款快篩試劑產品獲政府出口許可，4 月出口總額近新台幣 60 億元。30 既能阻疫病，還能生財，實在了不起！ 新天地教會的陰影雖然還在，新冠病毒暫時難在南韓持續逞強。

相信神明的存在使得有濃厚宗教信仰的人，誤以為他們可以「天視自我民視，天聽自我民聽。」但是，橫行無阻的新冠病毒戳破了盲信者的幻想！首先在 2020 年 2 月 22 日，南韓赴以色列朝聖團爆發交叉感染，一團 39 人中有 28 人確診。為了防止新冠肺炎疫情擴散，以色列政府不僅禁止日本及南韓班機入境，降落於以色列特拉維夫機場的一架大韓航空 KE957 號航班，機上除以色列公民外約有 200 人都遭原機遣返，以色列政府也加速遣送南韓公民回國。31

　　2020 年 3 月 19 日，有 10,553 名教友出席吉隆玻大城堡回教堂集會，其中 4,986 人接受冠狀病毒檢測，513 人呈陽性反應，表示參加活動者超過 10% 確診，也預示馬來西亞回教徒群聚感染大爆發，其中一名 34 歲回教傳教士逝世。32

　　回到以色列，這個全球第一個因防疫而「全面鎖國」的國家，到 2020 年 4 月 1 日止，居然累積 5,591 人感染。「防疫破口」就是素來與現代社會格格不入的「極端正統猶太教徒」，又被稱為「哈雷迪」（Haredi）。其教徒約佔以色列

全國人口的 10%，主要居住在耶路撒冷與特拉維夫。很不巧，這兩大疫情熱點也都是以哈雷迪社區的群聚傳染為大宗。像特拉維夫東郊的貝內貝拉克市（Bnei Brak），更被視為以色列境內的一級疫區，新增病例的速度高出全國平均四倍以上。這些極端正統猶太教徒少納稅、不當兵，當然也不配合隔離政策，卻因染病占去 50% 的加護病房！ 33

堅信上帝比病毒強大的人，還不止上述極端信仰者，也包括美國維吉尼亞州的一名牧師格倫（Gerald Glenn），面對該州發布的命令：禁止十人以上的集會，格倫牧師照辦佈道會，並宣稱「我堅信上帝比這種可怕的病毒更強大」。結果不久後，格倫就確診新冠肺炎，幾天內病逝。 34 當然，挑戰禁令的大有人在。在疫情仍吃緊的加州，就有教徒試圖透過法律，爭取聚會，所幸被最高法院駁回。 35

提到宗教信仰和疫情的發展，擁有八千萬人口的伊朗，絕對要記上一筆。1979 年，柯梅尼推翻巴勒維國王，使得這個以伊斯蘭教信仰為主的國家，走上神權立國的老路。因

為和美國鬧翻，遭到禁運，連攸關經濟命脈的石油，也被鎖住。中國是少數可以不甩美國的國家，又想積極發展一帶一路，其和伊朗的密切交流，自不待言。當中國武漢疫情爆發後，仍有不少中國人來到伊朗工作或旅遊，當地華人和一般民眾早就懷疑發生了疫病，但猜測政府刻意隱匿，直到伊斯蘭革命 41 週年紀念日、議會選舉後，才願意公布疫情。果不其然，伊朗政府在 2020 年 2 月 19 日才宣布首起新冠肺炎確診案例。36

疫情就像野火般迅速燎原，僅僅宣佈第一例確診一個星期以後的 2 月 26 日，儘管重災疫區伊朗的什葉派聖城庫姆（Qom）市告急不斷，並透過衛生官員、國會議員對外喊話，聲稱「地方至少 50 死以上」，但伊朗中央卻堅稱全國「僅有」95 例確診，包括庫姆 50 例及伊朗首都德黑蘭 22 例，其中 15 人死亡。即使是後面這數字，也已經是當時世界上，僅次於中國、南韓、義大利、日本的「全球第五重疫區」。更荒腔走板的是，主張「疫情可防可控」並指責地方官員死亡數字造假的伊朗衛生部副部長自己，以及一名國會議員卻

染疫。周圍的中東各國沒有人相信伊朗「疫情可防可控」，紛紛斷航。一架土耳其的伊朗撒僑包機，更在航程中途傳出「機上數十人發燒」而緊急迫降。[37]

至 2020 年 3 月 6 日，伊朗已突破 3,500 例確診，是中東地區確診數最多的國家。除了高官政要接連染疫，兩位副總統也確診，官方更暫時釋放 54,000 名囚犯以防群聚感染。[36]一星期後，衛星影像顯示，伊朗疫情中心庫姆（Qom）出現埋葬新冠肺炎死者的萬人塚。[38] 一個月後確診逾六萬人，超過三千人死亡，其中更有多名政府高層確診新冠肺炎，除了前述兩名副總統、衛生部副部長及國會議長染疫，最高領袖哈米尼的顧問團「權宜委員會」委員米爾莫哈瑪迪甚至死於新冠肺炎。[39]

伊朗衛生部發言人賈漢普爾忍不住批評中國對新冠肺炎的報導不準確，使其他國家低估了嚴重性。他說中國提供的統計數字是在「開玩笑」，誤導全世界許多人，以為新冠肺炎類似流感，死亡率很低。[39] 除了被誤導，疫情在伊朗急速

蔓延，還有幾個原因：首先，庫姆是什葉派聖地之一，冬季後農民利用農閒時期朝聖，聚集了許多宗教學者、朝聖者，除了是伊朗第一個出現確診病例的地區，集體禮拜造成大規模群聚感染，讓庫姆成為重災區。

其次，伊朗人和歐美其他國家人的觀念很像，認為只有罹患重症或是嚴重疾病者才需要配戴口罩，一般伊朗人幾乎不戴。當然其中一個很無奈的原因，是在疫情爆發初期，不少中國人在伊朗「掃貨」，將大量口罩帶回中國。伊朗採行獨步全球的防疫方式，以「拋棄式手套」對抗病毒，當然效果有限。再加上受美國經濟制裁，醫療器材、原料進口受阻，也讓相關防疫物資更加匱乏。36 到 6 月 1 日，染疫總數達到15 萬 1,466 人，死亡累計計達 7,797 例。伊朗人的悲情，似乎還看不到盡頭！ 40

新冠病毒橫行海陸，神明也罩不住！更扯的是，民主成了新冠病毒的祭壇，個人自由成了這「隱形刺客」的溫床！下一章就立見分曉。

【第四章參考文獻、報導】

1. 維基百科：鑽石公主號，本頁面最後修訂於 2020 年 5 月 17 日（星期日）12：10。
2. 聯合報／轉角國際：海上的武漢肺炎：日本「鑽石公主號」感染累積 61 例，船上防疫壓力劇增，2020/02/07。
3. 陳威臣：不敢面對失敗的「官僚日本」：鑽石公主號的防疫崩潰記，聯合報／轉角國際，2020/02/20。
4. 自由時報／即時新聞／綜合報導：指鑽石公主號感染隔離狀況惡劣 日本醫師親揭船上慘況！2020-02-19 12：01：20。
5. 吳映璠：對日沒信心！美下令 鑽石公主號乘客不准回家，中時電子報，12：232020/02/19。
6. 風傳媒（The Storm Media）國際中心：712 人確診、10 人不治：鑽石公主號停靠橫濱 51 天終於起錨，預計 5 月恢復正常載客，2020 年 3 月 25 日。
7. 黃菁菁：日檢出鑽石公主號新冠病毒藏身何處，中時電子報，22：502020/05/04。
8. 自由時報／即時新聞／綜合報導：又是公主郵輪！「至尊公主號」乘客確診不治 靠岸被拒，2020-03-05 10：17：53。
9. 聯合報／轉角國際：「至尊公主號」奧克蘭靠港：下船混亂乘客擠爆，隔離地不滿反彈，2020/03/10。
10. 馮英志：海軍版鑽石公主號？美羅斯福號爆 200 人確診 艦長求援信曝光，中時電子報，08：482020/04/01。
11. We are not at war. Sailors do not need to die.' Aircraft carrier's captain wants to isolate crew on shore. by：Associated Press. Posted： Mar 31, 2020 / 06：51 PM PDT/ Updated：Mar 31, 2020,01：51 PM PDT。
12. 江飛宇：被開除的羅斯福艦長 水兵歡呼為他送行，中時電子報，23：522020/04/03。
13. 吳映璠：禍不單行！遭拔官美艦長確診新冠肺炎，中時電子報，07：162020/04/06。
14. The acting Navy secretary resigns after criticizing the captain and the virus-stricken crew of the aircraft carrier Theodore Roosevelt. The New York Times, Published April 7, 2020Updated April 8, 2020, 5：55 a.m. ET。

15. 自由時報／即時新聞／綜合報導：停擺近 2 個月 美航艦「羅斯福號」踏出重返第一步，2020-05-19 12：23：53。

16. 維基百科：韓國宗教、統一教、新天地耶穌教證據帳幕聖殿教會，本頁面最後修訂於 2020 年 5 月 17 日（星期日）18：21。

17. 聯合報／轉角國際：20 天的社區感染破口？南韓出現「防疫網之外」的疑似超級傳染者，2020/02/19。

18. 聯合報／轉角國際：拜神不隔離？南韓密集接觸千人的「新天地教會」防疫災難，2020/02/20。

19. 楊幼蘭：問題大了！韓宣佈新冠疫情進入社區傳播階段，中時電子報，10：192020/02/20。

20. 吳映璠：韓現第 7 死！一夜暴增 161 病例 累計 763 確診 11 軍人染疫，中時電子報，09：272020/02/24。

21. 楊虔豪：突破一千起病例之後：南韓即將衝擊的「疫情黑暗期」，聯合報／轉角國際，2020/02/27。

22. 吳映璠：韓一夕暴增 334 確診 累計 1,595 染疫 韓美軍演延期，中時電子報，09：042020/02/27。

23. 黃貞怡：下跪道歉完秒變臉新天地教主飆記者：安靜！ TVBS 新聞網 news.tvbs.com.tw ＞ world，2020/03/02 23：08。

24. 吳映璠：全境淪陷？韓多地爆大規模感染 這些地方都中鏢，中時電子報，00：052020/03/05。

25. 吳映璠：慘！教會毒不完 大邱再爆社區傳染，中時電子報，00：042020/03/04。

26. 楊虔豪：南韓疫情消耗戰（上）：普通病房爆滿 ... 大邱救命危機，聯合報／轉角國際，2020/03/06。

27. 楊虔豪：首爾病毒迫降（上）：爆發 102 人集體感染的「韓國大樓」，聯合報／轉角國際，2020/03/12。

28. 楊虔豪：首爾病毒迫降（下）：被攻陷的防疫大後方 ... 客服中心感染危機，聯合報／轉角國際，2020/03/12。

29. 劉煥彥：南韓明明是疫情重災區，為何美國專家稱讚不已？原來做了這三件事。今周刊焦點新聞，2020-03-03 17：51。

30. 自由時報／即時新聞／綜合報導：南韓 46 家廠商獲快篩出口許可 4 月出口總額近 60 億元 ，自由時報，2020-05-21 10：13。

31. 自由時報／即時新聞／綜合報導：不只禁入境 以色列自費將南韓人包機送回家，自由時報，2020-02-25 10：02：38。

32. 孫昌國： 麻煩大了！ 馬來西亞回教徒集體確診大爆發，中時電子報，13：422020/03/19。

33. 張鎮宏：神的孩子拖垮健保？以色列極端正統猶太教的「防疫不理」之亂，聯合報／轉角國際，2020/04/01。

34. 「堅信上帝比病毒強大」然後牧師就武肺確診死掉了，蘋果日報，20200414。

35. Adam Liptak：Supreme Court, in 5-4 Decision, Rejects Church's Challenge to Shutdown Order. The New York Times May 30, 2020。

36. 【伊朗 2 位副總統已確診】見「華人戴口罩」就大喊新冠肺炎！伊朗人的防疫絕招是「拋棄式手套」，中央社，2020/03/06。

37. 伊朗「疫情維穩」害慘中東：死亡人數矛盾！衛生副部長、國會議員發病，聯合報／轉角國際，2020/02/26。

38. 楊幼蘭：隱瞞！伊朗新冠肺炎萬人塚 連太空都看得見，中時電子報，11：262020/03/13。

39. 自由時報／即時新聞／綜合報導：被豬隊友誤導！伊朗罕見轟中國：統計數字是在「開玩笑」，2020-04-07 09：00：42。

40. 疫情／武漢肺炎全球最新情報，中央社，2020/06/01 09：19。

伍．民主自由的懷抱——
病毒猖狂的杜鵑窩

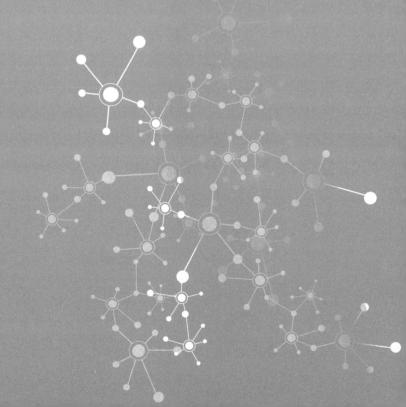

病毒的杜鵑窩，
築在三代同堂的國度

　　杜鵑是極少數、說不定是唯一橫跨動植物兩界，又如此令人迷惘的物種名字。杜鵑做為一種花的名稱，令人陶陶然。每年 3 月杜鵑花開，總會帶給很多人美好的聯想。相反地，杜鵑作為一種鳥的名字，則會令人不快，因為杜鵑媽媽自己不築巢、不孵蛋，反而下蛋到別種鳥的鳥巢裡，讓自己的寶寶靠別的鳥媽媽撫養長大。這種「耍賴、奸巧」的行為，和新冠病毒如出一轍。這種鳥的瘋狂、異乎常理的行徑，也使「杜鵑窩」變成「精神病院」的代名詞。我們這一代的人很多看過從 1962 年美國作家克西（Ken Kesey）寫的小說《飛越杜鵑窩》（one flew over the Cuckoo's Nest），所改編成的同名電影。電影在 1975 年發行，由佛曼（Milos Forman）執導，傑克・尼克遜（Jack Nicholson）領銜主演 1，除了充滿

爭議性的醫療和荒誕不經的病人行為，電影傳達的人性面仍然感人肺腑。

民主自由一直是令人類自豪的社會型態，但是在新冠病毒的生存法則裡面，它竟然成了讓這病毒可以肆無忌憚橫行的「杜鵑窩」！杜鵑鳥的詭譎行徑，還遠不及這眼睛看不見的病毒那般難搞！後者淋漓盡致的演出，絕對令人始料所未及。

做為病毒的「杜鵑窩」，前一章提到的韓國，因「鑽石公主號」帶到一點的日本，甚至於台灣，都不是特別倒楣的民主國家。有可能 SARS 或 MERS 的慘痛經驗，讓這幾個亞洲民主國家有備而來。或者儒家思想的薰陶，讓我們能像敬「鬼神」一般敬「病毒」而遠之！當然，人與人間缺少熱情奔放的動作，減少病毒有可以欺身的契機！

德國的疾管研究機構羅伯科赫研究所（RKI）在 2012 年時，參照 2003 年發生的 SARS，針對未來可能爆發的未知冠

狀病毒襲擊，預想可能發生的情境，模擬如下：「一種新的冠狀病毒在 2 月席捲世界—它源自東南亞的野味市場。一名德籍留學生和一名外籍商務人士成為零號病患，將病毒帶入了德國。德國反應太慢、猝不及防，疫情從爆發攀升到高峰歷經了 300 天，造成 600 萬人感染⋯⋯」

這是德國國家機構八年前草擬的劇本，如今看來，當年模擬的病毒特徵、傳播模式和疫情發展，竟然和 2020 年發生的實際情況，好像一個模子打印出來的！如果以為有這樣的模擬演練，會促使德國或其他歐洲國家能洞燭機先，防患於未然，那就大錯特錯了！事實上，無論德國或其他歐洲國家的表現，多不幸被 2012 年所寫的劇本言中：反應太慢、猝不及防。2

我們從歐洲第一個重災區義大利說起。2020 年 1 月 30日兩個從中國武漢來義大利旅遊的夫婦在羅馬確診後，義大利政府漏夜舉行記者會，宣布隔日起暫停中國所有直航班機入境。義大利是歐洲第一個對中國採取斷航的國家，從這快

速反應並且採取嚴格措施的動作看來，義大利防疫應該非常有效，但是一連串錯誤的步驟和民族性的熱情奔放，以及老化人口的比率偏高，使義大利成為歐洲第一個淪陷的民主國家。3

首先，斷航不斷人流，旅客依然可以從其他國家及管道進來，卻沒有「機場檢疫」、「疫區入境隔離」等配套措施去防堵，等於對病毒門戶洞開。

其次，義大利衛生部居然在推特宣導一般人不用戴口罩，但義大利網友紛紛留言調侃，「就算想戴也買不到口罩啊。」原因很顯然，口罩及其他放防疫裝備被先鞭一著的中國旅客掃的差不多了，臨時趕工製造當然來不及！

大家都知道義大利是熱情的民族，家庭成員的連結非常緊密，週日家族常會舉行大型聚餐，友人見面會先互親臉頰。疫情剛發生時，又巧遇嘉年華節慶，大批民眾在廣場遊行、觀賞表演，成為群聚感染的溫床。3

跟中國疫情初起的情況相比，義大利處理疫情的資訊非常透明，這也是讓全世界的人看到新冠病毒怎麼樣赤裸裸地肆虐一個三代同堂的民主國家！從 2020 年 3 月 4 日的一則新聞可以看出端倪，印度在這日之前僅傳出六例確診，相較各國疫情較為輕微，不料一團來自義大利的旅行團 21 人中，有 15 人確診，令印度確診數瞬間暴增到 21 例。[4] 義大利成了疫病輸出國，可想而知其疫情嚴重性！義大利民防保護局（Civil Protection Agency）在 2020 年 3 月 9 日的數據顯示，全國累計 7,375 例確診、366 人不治，大多數死亡病例都在北部的倫巴底大區（Lombardy）。義大利確診數及死亡人數，在當時全球排名僅次於中國大陸（確診 80,695 例、死亡數 3,097 人），而第三多的韓國，累計確診 7,313 例，僅有 50 人死亡。[5]

　　僅僅三天後，有鑒於疫情失控，義大利總理朱塞佩・孔蒂（Giuseppe Conte）宣布實施全國限令，要求民眾待在家中，全國學校關閉，直到 4 月 3 日。並將原只限在北部倫巴底大區實施的禁令，擴展至全國，將約六千萬國人封鎖在

國境內。[6] 但是應變策略趕不上病毒的無情攻擊,「病人如海嘯般湧入」醫院![7] 再過一個星期的 2020 年 3 月 17 日,訃聞滿版但無人送終!原因在高齡化最嚴重的義大利,同一屋簷下三代同堂本來是社會常態,為了避免病毒傳播,許多爺爺奶奶只好主動或被迫與子女、孫子女保持距離,不僅造成高齡人口的生活拮据,甚至於「隔離孤獨死」,有人形容「這已經比戰爭還慘烈。」[8]

前述問題只是義大利疫情失控原因的冰山一角,自 2010 年歐債危機爆發後義大利醫療崩壞也難辭其咎,政府連續八年收緊財政,近五年義大利關閉 758 間公立病房、裁撤 56,000 名醫師和五萬名護理師。最大受害者是貧困族群,截至 2015 年,15.5％貧戶得不到醫療照護,而 1,220 萬義大利人沒有醫療保健,相當於人口的 1 ／ 5。[9] 醫護人員當然也是受害者,義大利全國外科醫師與牙醫聯合會(FNOMCeO)2020 年 4 月 28 日指出,自 2 月以來,已經有超過 150 名醫生因 2019 新冠病毒疾病不治,數字相當驚人!裝備不足,顯然是原因之一。[10]

義大利的防疫，並非到處都是漏洞，慘不忍睹。位於義大利北部約有3千3百多位居民的小鎮—沃鎮（Vo Euganeo），在2020年2月21日迎接義大利第一個死於新冠肺炎的病例。這不光彩的記錄，讓當地居民痛下決心：鎖鎮，當時約86%的居民做了新冠病毒的檢測，約3%陽性，其中約43%沒有症狀。經過兩個星期的嚴格管制，再檢測時發現只有0.25%的居民感染而接受隔離。從3月13日以後，就沒有新發個案！這小鎮成功抗疫的故事，還被寫成論文發表。[11,12]

至2020年6月15日，義大利確診數達到23萬7,000多人，死亡達34,000多人，真的是壯烈。經過三個半月的抗戰，疫情雖漸趨緩，仍無法掉以輕心，新冠病毒只是雌伏，還未降伏！只是經此一疫，不曉得義大利人的熱情消磨掉多少，三代同堂的光景還會繼續存在嗎？

只有弱者才會生病？
病毒打臉愛吹噓的首相

　　人類自稱萬物之靈，但是要和病毒較勁，絕對須要三思而後行，否則不但灰頭土臉，可能因此致病、甚至差一點致命！

　　2020 年 1 月 22 日，當中國官方宣佈共有 444 個確診病例，也說會人傳人時，武漢和倫敦之間每周仍有三個直飛航班，英國淪陷幾乎是遲早的是。1 月 30 日，兩名來自中國的旅客，住在約克的一家旅館裡，因發病被帶到醫院，成為英國確診的頭兩例。13,14

　　2 月 9 日，英國完成武漢撤僑並隔離僑民後，《星期日泰晤士報》援引倫敦衛生與熱帶醫學學院院長彼得·皮奧特教

授的看法，他對中國每天出現的大量病例感到非常憂心，也看出這新冠病毒的猖狂，認為英國將面臨比伊波拉病毒更嚴重的疫情，還表示一旦疫情在英國爆發，NHS 將無法應付。14

2020 年 2 月 11 日報導指出，一名英國男子於 1 月 24 日～28 日在新加坡參加商務會議，會議有上百人參加，當中至少有一人來自大陸武漢。回到歐洲後，在法國滑雪勝地度假期間發病，並傳染給他人，導致至少 11 名友人染病，其中四例是英國籍，當中二人是醫護人員，英國媒體紛紛將該名男子描述為「超級傳播者」（super-spreader）。回國後住院前，這位仁兄還曾在布萊頓當地一家酒吧出入！15 一葉知秋，山雨欲來風滿樓的態勢已經非常明顯，英國首相居然毫不畏懼地將這艘郵輪駛向病毒的暴風圈！

在 2020 年 3 月 12 日的緊急防疫記者會上，英國首相強生（Boris Johnson）坦承英國當前的疫情趨勢：「離義大利的崩潰現況……只剩下三個星期的時間」。16 儘管形勢嚴峻，

3月15日英國境內確診案例已破千時，英國首相強生還祭出佛系抗疫法，希望大家在家隔離，萬一感染還能產生抗體，對付難纏的新型冠狀病毒。一位旅英台灣人自曝家人出現疑似症狀而求助無門的故事。這位女士的先生和女兒相隔一天出現新冠肺炎該有的症狀，包括咳嗽、發燒、頸部疼痛、呼吸急促困難、肺部附近疼痛、全身無力等等。她先生近期無旅遊記錄，但不聽勸阻，去酒吧、演唱會、足球賽等人多的場所，當然也不戴口罩。這位女士打醫療急救專線求助，電話那頭卻說他們不是從疫區回來，症狀又不明確，拒絕替他們做檢測。到第四天女兒狀況不對勁，再打電話求救，對方竟說，現在是上班時間請她打給家庭醫師詢問；打給家庭醫師後，後者又請她們自行到大醫院急診處報到，而醫院急診門口竟然貼了大大海報寫著：「新冠肺炎症狀的人不准進入，請自行回家隔離。」就這樣，被當人球踢來踢去。而更讓這位女士迷惑的是，她既然照顧先生和女兒的病，理應居家隔離，醫生說她既沒有症狀又健康，無需隔離，可以繼續出門上班！ 17

除了沒有下令停班停課，不斷強調「大家應該自主健康管理，自主隔離」，強生依舊拒絕下令關閉全國觀光、外用餐飲與娛樂活動。3月16日晚間再度對全英國防疫喊話：「為了女王和國家而戰！」阻止 NHS 醫療的全面崩潰，盡可能為疫苗與解藥的研發爭取時間。然而全英的醫院前線，憤怒地抱怨強生政府「故意降級醫護的防護裝備規範」。強生 16日急電「英國製造業領袖」，包括大型車廠以及製造飛機引擎的空中巴士、勞斯萊斯等，於未來兩星期內「研發並製造完成」三萬組醫療用人工呼吸器，卻被各大車廠的老板打臉：「誰說工科的就一定能設計醫用呼吸器？」16

　　2020 年 3 月 22 日強生發佛心，呼籲民眾母親節別回家看媽媽，否則可能害死媽媽！「送給年老、脆弱的母親最好的禮物」就是「遠離她」，撥打電話或是用視訊方式過節就好。他也再度警告，英國可能在兩週後淪為義大利，後者也不幸兌現了！18

　　2020 年 3 月 23 日晚間，強生終於體認英國疫情的嚴重

性，下令「全境封鎖」，除了民生必需與特定行業，全英即刻停工停班，非必要或特許行為者，未來 3 個星期不得離開家門。因為過去 7 天內，確診通報飆升了 341%，一共累積有 6,650 人確診，而死亡病例驟增 471%，共 335 人死亡。數目上雖較義大利、西班牙、法國與德國等歐陸為輕，但這是篩檢量偏低的結果。因為 3 月 25 日現年 71 歲的英國王儲查爾斯親王（Prince Charles）驚傳感染新冠肺炎。非常諷刺的是，英國的網路輿論，鮮少對生病的王儲表達同情，原因之一是因為查爾斯長年支持俱爭議性的「順勢療法」，而屢屢遭到醫界人士譴責「帶頭宣揚偽科學」。更重要的是，英國執行著嚴格的「限制篩檢政策」，就連第一線的醫護人員都不一定有資格接受檢驗，因此大家反而質疑：如果查爾斯的病況不嚴重，憑甚麼可以「插隊篩檢」？ [19]

一直強調適者生存、「只有弱者才會生病」的強生，2020 年 3 月 27 日透過推特宣布「嗨，各位，我想告訴你們今天發生的事情，就是我出現了輕度新冠肺炎症狀。」看似輕描淡寫他也中標了，病毒卻不會輕輕放過他，不但不讓他

如願，居家自主隔離就好，後來還住院，並於 4 月 6 日因病情惡化，住進加護病房！20,21 不是弱者也生病了，還生大病，只是命不該絕，後來出院了，又重掌大權。當然，經過這一教訓，這堂堂一國的首相，也應該學乖了。

不是每一個人都有這麼好的運氣，英國駐匈牙利布達佩斯副大使狄克，上任才四個月，感染新冠肺炎後不治身亡，年僅 37 歲。22 一名 61 歲的計程車司機，於 3 月 22 日載一名拒付車費的乘客，該乘客還向他吐口水，並大喊自己確診新冠肺炎，之後這名司機開始出現症狀並確診，19 天後病逝。23 一名婦人確診後不幸病逝，當時家屬不顧疫情嚴重性，堅持要參加喪禮送她最後一程，喪禮結束後，整個家族竟有 17 名成員陸續確診，其中一人因此去世。24

當然，抗疫戰爭中，第一線醫護人員永遠是受害最深的一群。一名年僅 23 歲的男護士約翰因為醫院人手不足，自己發高燒仍持續工作 12 小時，導致他返家後病情迅速惡化，不久便死在家中，成為英國醫療人員中最年輕的犧牲者。25

英國疫情太嚇人，換成他國撤僑。除了台灣留學生相繼回國，旅居英國的波蘭人也趕忙搭撤僑專機返回祖國。他們說，儘管波蘭醫療水準差一截，但是英國的防疫表現實在太慢又太糟糕，因此選擇回國。26

就在 2020 年 4 月 6 日，首相住進加護病房時，英國有 47,806 人確診，累計 4,934 人不治。疫情迫使英國邁入前所未見的關鍵時刻，93 歲高齡的英國女王伊莉莎白二世（Queen Elizabeth II）在台灣時間凌晨 3 點，發表非常罕見的四分半鐘電視特別演說，她提到英國正面臨困難：「很多人陷入悲哀，很多人身陷財務困境，我們所有人的日常生活發生了巨大變化。」、「我希望多年後每個人都能為自己如何應對這次挑戰感到驕傲，我希望後輩提起我們這一代人時，會說我們與祖輩們一樣堅強。」女王特別提起第二次世界大戰時，她做的第一次廣播：「這次談話令她想起 1940 年自己十幾歲時，跟妹妹瑪格麗特公主（Princess Margaret）一起第一次廣播，當時身為兒童，在溫莎堡向流離失所的兒童講話。今天，再一次，很多人會感受到跟所愛的人分開的痛苦，但

我們知道我們在做正確的事。」、「我們將會成功。」27

　　女王一席話，當然鎮不住狂飆的疫情，但鎮得住慌成一團的民心！至 2020 年 6 月 15 日，英國抗疫戰爭還不怎麼成功，確診數達到 29 萬 6,000 多人，死亡達 41,000 多人，比義大利還慘烈。但是，一如女王所言，舉國上下「在做正確的事」！

鬥牛士的國度被戲弄，
馬賽曲的祖國也變調

　　鬥牛是西班牙的國粹，儘管過程殘酷、血腥、有的人還賠上性命，鬥牛士仍然是很多西班牙人心目中的英雄，只是鬥得過蠻牛的西班牙英雄，不一定鬥得過新冠病毒這小子！2020 年 1 月 31 日在加那利群島（Canarias）之中的拉哥美拉島（La Gomera）出現第一例感染個案，正式開啟病毒登入西班牙的國門。四天後出現第一例死亡報告，死者是從尼泊爾玩完返回瓦倫西亞（Valencia）後確診死亡。[28]

　　加那利群島位於大西洋中，在西班牙的西方，而瓦倫西亞卻位於西班牙東部沿岸地區，東西兩極端地區相繼淪陷，等於宣告病毒已經從兩岸登陸，長驅直入是理所當然的事！但是，這警鐘似乎沒有敲醒西班牙的防疫意識。我們不用像

記流水帳一般追蹤西班牙的疫情，單看 2020 年 3 月 12 日西班牙政府的反應，就了然於胸。

當天新冠肺炎確診 1,695 例，死亡人數 35 例，是歐洲地區除了義大利外第二嚴重的國家。一張西班牙政府關於新冠病毒疾病（COVID-19）的通告，可見一斑，上面居然寫著「致來自風險地區的乘客，受到新冠病毒的影響，如您的出發地為風險地區，自抵達西班牙之日起，請您遵從以下建議：如身體健康狀況良好，請繼續正常生活（家庭、工作和學習生活）。在離開中國後的 14 天裡自我監控健康狀況、期間若出現急性呼吸感染狀況，如發燒、咳嗽或感覺缺氧，您應留在住所內，並且撥打電話 112，報告您的旅遊史和相應症狀。」[29] 這可以比美英國的佛系通告，當然樂了新冠病毒！

西班牙一直到 2020 年 3 月 14 日才宣布進入「15 天緊急狀態」，全國近乎封鎖，限制公共活動。但是來得太慢，到 3 月 18 日西班牙確診病例數突破 13,700 例，比起六天前翻了八倍！死亡人數達到 623 人，比六天前增加將近 18 倍，

重災區是首都馬德里。擁有 350 個席位的眾議院，18 日當天僅見 28 名議員及 5 位部長與會，總理桑切斯直說現實「殘酷」！同一時間，全球確診人數已突破 20 萬人，死亡人數逾八千人，而歐洲的死亡總數已經超越亞洲，促使歐盟領袖經過三個多小時的視訊會議後，一致同意立即實施至少 30 天的限制外國人士入境措施，試圖透過這項史上首次跨國封關的決定來遏制疫情蔓延。30

對於西班牙，更殘酷的考驗還在後面！再過六天的 3 月 24 日，全國已知 35,136 人確診，其中 2,311 人死亡。兩者增幅都驚人，根據西班牙衛生部的說法，「連首都圈都無法消化那麼多死者，其他城市怎麼辦？」。作為全球第四嚴重疫區的西班牙，累積確診人數中至少 12% 是前線醫護。全國最慘烈的馬德里都會區，死者不僅塞爆了太平間，多處安養之家還發生活人和死者共處一室的荒謬狀態，迫使政府徵用「冰宮」（Palacio de Hielo），充作「臨時殯儀館」使用。附近的「馬德里展覽中心」（Ifema），由政府委託軍方改裝充當戰地隔離病院。31

兩天後，西班牙的累計死亡人數超越中國，達到 3,647 例。在如此嚴重疫情且已經實施全國封城下，民眾仍想辦法出門，假借理由之一就是遛狗，因為這是合法的藉口！除了向鄰居借狗外，還有人將狗狗出租、帶假狗上街，甚至有人直接假扮成狗爬出家門，成為奇特的防疫亂象。對此，有醫生激動落淚，表示「災難已經開始」，要求民眾老實待在家裡。32

　　在這關鍵時刻，屋漏偏逢連夜雨，西班牙從中國深圳易瑞生物等公司買進 64 萬套武漢肺炎快篩試劑，在馬德里進行九千次測試，發現準確度僅有 20％至 30％，許多陽性患者竟呈現陰性。西班牙為此已向中國退回有缺陷的試劑，而中國駐西班牙大使館則進行切割，直說是廠商問題。33

　　儘管一開始荒腔走板，導致 2020 年 6 月 15 日統計，西班牙確診數達到 24 萬 4,000 多人，死亡達 27,000 多人。就確診數和人口比，和英國不相上下，但是死亡數少很多，而且 6 月 15 日當天確診 40 例，顯示西班牙後段的防疫成效不

錯。但是，率性的西班牙人在解封不到一個月後，忘記帶口罩及保持社交距離的重要性，病例又激增，此是後話，暫且不表。

比較值得一提的是，在 1937 年起西班牙右翼強人佛朗哥（Francisco Franco）主政的 40 年期間，曾效力西班牙安全總局，以極度殘酷的手段毆打與虐待受審者聞名的安東尼奧・崗札雷・帕契柯（Antonio González Pacheco），又名比利小子，2020 年 5 月 7 日在流亡的阿根廷染上新冠病毒後辭世。比利小子染病死了，西班牙人顯然不怎麼高興、也不領情，西班牙議員帕布洛・伊格萊西亞斯（Pablo Iglesias）就評論道：「他（比利小子）沒有經過審判就死了，勳章和特權完好無損，這對我們的政府而言簡直是奇恥大辱。」如果同樣的情形發生在台灣，我們也許會說：「老天有眼！」34可見國情不同，因新冠肺炎死掉，在西班牙人眼中是太輕輕放過惡人！

西班牙和法國比鄰而居，中間隔著庇里牛斯山。基於唇

亡齒寒的道理，西班牙新冠病毒疫情難以獨惡其身。

2020 年 1 月 21 日，一名武漢女子自述在出現咳嗽發燒症狀並用退燒藥降溫後進入法國，不過，無法證實這名女子是否被確診為新冠病毒感染。但是，三天後，也就是 1 月 24 日，法國衛生部宣布確診兩宗個案，也是歐洲首次出現的兩例新冠病毒感染個案。其中一例住在波爾多，是 48 歲法籍華裔男子，曾在中國武漢出差；另一名住在巴黎，病患曾去中國旅行，也將其病症傳給其近親，正式開啟境內人傳人。35

在這當口，法國政府理應小心，傳遞正確防疫訊息，但是，就如同旅居巴黎小城 Nogent sur Marne 的張小姐所說，回台灣過年前，藥局口罩已被突然冒出來的大陸人搶光，買口罩還要有醫師處方，證明你的呼吸道很弱需要防護。她的德籍醫師友人還說戴口罩沒用，對世界衛生組織（WHO）的話深信不疑，認為新冠肺炎就跟流感一樣，八成的人會痊癒。即使後來友人發現一盒 17 歐元的口罩漲到 200 歐元，仍覺得是暫時性缺貨，讓張小姐自覺像是「螳臂擋車」！即

使法國的學校從 3 月 16 日開始停課，並面對可能的封城令，張小姐上街補貨，也是她「第一次看到超市貨架被搬空的景象」，並終於見到有法國人戴口罩，但更扯的是，「100 個人裡面大概只有三個人戴口罩吧」。她的法國丈夫及孩子也是不肯戴口罩，她小孩同學的爸爸還照常去聽音樂會、上酒吧、運動。36

　　法國終於在 2020 年 3 月 17 日封城，但是有點遲。到 3 月 27 日，法國確診病例已來到 29,155 人，其中 1,696 死。疫情主要集中於大東部大區（Grand Est）。在疫區醫院不斷湧入病患，醫院病房、防疫資源、醫護人力供不應求下，加上首都巴黎近郊通報了全法第一起醫生染疫死亡的悲劇。考慮到前線醫療能量不久恐會因此崩潰，法國政府緊急向法鐵（SNCF）調動了一列 TGV 高鐵，改造為轉移重症確診病患的「救命特快車」，從亞爾薩斯地區（Alsace）多地，運載了 20 名確診病患，到西部羅亞爾河地區（Pays-de-la-Loire）的四家大醫院。無論管不管用，這一招至少宣示法國政府已經動起來！ 37

諷刺的是，法國 17 日封城，趕在封城前夕，巴黎有錢人立即打包行李出城，湧入郊區渡假別墅。以距離巴黎五小時車程的大西洋小島努瓦爾穆蒂耶島（Noirmoutier）為例，封城前夕，大批巴黎人進駐，小島人口一夜倍增，成長至 2 萬人。且在封城二週後，小島的新冠疑似病例也激增至 70 例。因為來到這裡的部分巴黎人沒有待在家中，反而直奔海邊野餐、放風箏、慢跑、騎腳踏車，行徑猶如渡假。島上醫生瓦塔尼（Dr. Cyrille Vartanian）痛批巴黎人「不負責任」和「自私」，當地市長佛謝（Noël Faucher）則指「被入侵了」。當然，自私的有錢人，不限法國，其他歐洲國家也有。例如希臘，數千城市人無視政府「待在家中」的建議，紛紛前往鄉下和海島「避關」，逼得總理米佐塔基斯（Kyriakos Mitsotakis）宣布全國封城。38

　　法國曾參考 SARS 期間的亞洲經驗，知道佩戴口罩能明顯有效地降低呼吸道感染的人數，因此積極儲備應急。2009 年 5 月 H1N1 新型流感在全球出現大流行跡象時，法國庫存有七億片的 FFP2（相當於 N95 等級）口罩、十億片的外科

口罩。當年的衛生部長，藥學背景出身的 Roselyne Bachelot 用盡全力備戰。但 H1N1 的疫情並未如預期嚴重，沒有演變成大流行。大批口罩、疫苗沒有派上用場，最後只能堆在倉庫，導致法國解除「口罩武裝」。新冠病毒疫情開始時，全法國只有 1 億 1,700 萬片外科口罩庫存，最多只夠三星期的抗疫作戰用量，而且沒有任何 FFP2 口罩的戰略庫存（stock stratégique）。物資缺乏，防疫當然吃緊，至 4 月 5 日時，法國確診人數已達 70,478 人，5,889 人死亡。口罩用時方恨少，咎由自取。39

法國畢竟是民主國家，政府疫情危機處理飽受批評，一般人也不會輕易放過。至 2020 年 6 月 10 日止，法院接到個人、協會、工會、民間連署等共 80 起申訴案。巴黎檢察官海茲（Remy Heitz）向法新社表示，會針對政府 2019 冠狀病毒疾病（Covid-19）處理方式展開大規模調查，並朝向「非自願誤殺」或「將他人之生命置於危險狀態」的方向偵查，以釐清政府的刑事責任！這實在是了不起的司法體系，政府犯錯也須與庶民同罪，當然，政府不能關，但能起訴負責人，

並賠償政府疏失造成的傷害。40

　　到 2020 年 7 月 6 日法國總計 16 萬 8,000 人染疫，
29,900 人死亡。以 6,600 萬的人口計算，防疫成績還不差。
全球最多人造訪的羅浮宮閉館近四個月後，也終於在同一天
開放。

　　鬥牛士的國度被病毒戲弄，馬賽曲的祖國——法國也差
一點變調，這場抗疫戰爭，打得令人灰頭土臉。

新冠疫情是民主一大試煉，
也是鐵娘子施政的一大考驗

　　2020 年 1 月 28 日，總部位於巴伐利亞首府慕尼黑旁的汽車零件供應商偉博思通（Webasto），傳出一名員工在公司內訓活動結束後確診，源頭是從該集團上海分公司來德授課的中國講師，這名講師雖住上海但曾到湖北探親。偉博思通暫時停工，但是兩週內員工確診數卻擴大到 14 人。1 月底，慕尼黑爆發的第一波感染，讓部分醫院湧現看診潮。儘管沒有旅遊接觸史，不少民眾都懷疑自己染上武漢肺炎而要求檢驗，一時之間讓醫護人員疲於應對。半個月後，從武漢撤回的德國人平安度過隔離期，疫情沒有繼續擴大，德國社會短暫浮現的焦慮又被壓下檯面。RKI 當時評估：德國境內染疫風險為「極低」。41

2 月 25 日，德國權威病毒學者德羅斯登（Christian Drosten）接受德新社專訪，從疫情在大陸及韓國爆發狀況，認為即使用罄現有的所有資源，恐怕也難以避免全球大流行。他引用倫敦帝國學院數學模型的演算結果，指出從大陸流出的病例中，約僅有 1 ／ 3 人確診，許多新冠病毒感染者並未出現症狀，或者只有輕微症狀，這些人根本不會去就醫，也就無法被發現，更遑論確診，他們身上仍有傳染力，無意間促成疫情擴散。[42] 兩天以後，於 2 月 27 日，德國衛生部長（聯邦健康部長）史潘 （Jens Spahn）在柏林斷言新冠肺炎已經正式擴散到全球各地，無法控制疫情，當時德國才約有 20 名新冠肺炎病患！ [43] 連衛生部長都這樣說，等於是未戰就怯戰、豎白旗，還是他另有盤算？

　　正處於新冠肺炎大流行開端的德國社會，相較於亞洲人瘋搶物資的恐慌情緒，還算冷靜，或許和柏林當局 2016 年頒布的政策有關。

　　根據「德國之聲」報導，為了因應包括戰爭、天災等各

種可能出現的緊急情況，德國聯邦政府有一個稱為「兩條腿走路」的應急方案，包括國家會負責儲備救濟物資，以及政府也會動員居民隨時做好救濟準備。除了食物，一些應急藥品、衛生用品、身分證件、蠟燭、備用電池等，都在清單當中。44 有備無患，好像是戰爭初期的寫照。

但是，就像二次世界大戰初期無堅不摧的德國坦克，最後還是敗下陣來，因為相較於蘇聯和盟軍的量產效率，德國只有被超越、被碾壓的份。同理，就在偉博思通復工的同一天，有專家建議德國應該在機場設置體溫檢測，史潘則在國會報告時霸氣回應：政府絕對不會這樣做，因為感染者未必會發燒，這個措施「毫無意義」，只是在做秀搏版面罷了。奇特的是，台下議員一片掌聲。好像病毒不是那麼毒，不過是一種流感罷了。41

山雨欲來風滿樓，德國醫療早就充滿問題，包括全國護理人員短缺，76% 的醫院都缺住院醫師，還超時工作。2020年 2 月 25 日，在德國北萊西法邦嘉年華過後，一對夫妻先

後確診，感染源不明，丈夫還住進重症加護病房。史潘才承認過去「審慎從容」的防疫方針失敗。到 3 月上旬，德國各邦相繼淪陷，人們一窩蜂囤積物資、搶購食物和消毒用品。進入 3 月中旬，疫情呈現爆炸性的發展，短短十天之內，全國確診人數從一千人增加到將近兩萬人。2020 年 3 月 17 日，RKI 才終於將德國境內感染風險調整為「高」。隔天，梅克爾首度向大眾發表重要國是談話，將疫情定調為自二戰以來聯邦德國遭遇的最大挑戰。同一天，汽車龍頭福斯、戴姆勒、BMW 的生產已全線停擺。當天稍晚，她就被居家隔離了，因為家庭醫師被確診感染新冠肺炎。此時德國確診案例增加的曲線直逼義大利，每三～五天倍增一次，到 3 月 27 日，全國確診案例突破 5 萬例。同一天，聯邦內政部的專家建議採取南韓模式，進行大量篩檢並確實隔離病患，以澆熄沸騰失控的疫情。45

悲劇還是發生了，3 月 28 日黑森邦（Hessen）的財政部長雪佛（Thomas Schäfer）因為無法承受疫情所帶來的財政紓困壓力而自殺。4 月中，德國醫護人員以裸身，抗議個

人防疫裝備（如口罩、防護衣等）缺乏，對前線人員構成染疫風險！ 45 2020 年 4 月 20 日德國公佈的疫情數據顯示，德國確診病例達到 15 萬 1,022 人，死亡 5,334 人，德國政府決定，將封城的限制措施延長到 5 月 3 日。但對部分商店解禁，要求民眾在商店和坐公車時戴口罩。不料部分解禁後，一些地方像是完全恢復了正常生活，很多人沒有戴口罩就上街溜達，也沒有保持 1.5 公尺的社交安全距離，還有些地方還準備大肆慶祝。惹得德國總理梅克爾勃然大怒，強調「我們並沒有勝利，我們的迴旋空間很小」，她還說：「封城對人民自由設限，是她擔任總理以來最難做出的決定」、「新冠病毒對民主是試煉和負擔」、「我們並不是在疫情的最後階段，而是在疫情的初始階段。我們將和病毒共存很久一段時間。」46 這些話，不僅顯示她語重心長，更字字珠璣！尤其「新冠病毒對民主是試煉和負擔」，更把新冠病毒比成一把非常鋒利的匕首，刺進民主國家的心臟！當然，這句話不僅言重，還真不幸言中了！

「慕尼黑啤酒節」（Oktoberfest），是德國最為人所

知的活動，單看 2019 年為期兩週的歡慶迎來 630 萬人朝聖，消耗 730 萬公升啤酒，帶來約十億歐元（折合約新台幣 325.4 億）的商機，就可以想像它受歡迎的程度！2020 年的「慕尼黑啤酒節」不敵疫情肆虐，4 月 21 日由巴伐利亞邦總理索德（Markus Söder）與慕尼黑市長賴特爾（Dieter Reiter）同聲宣布取消。慕尼黑啤酒節自 1810 年誕生以來，曾因戰亂、瘟疫，有幾次取消，但這次是二戰後，第一次取消，對德國人的打擊，自不待言！慘事還包括巴伐利亞一家擁有四百多年歷史的家庭釀酒廠，因敵不過這場瘟疫宣布關廠，成為第一間被疫情害死的經典德國啤酒廠。[47]

德國畢竟是極少數被戰爭打趴後，還能迅速崛起的大國。對付這場抗疫戰爭，雖然也有荒腔走板的時候，但是到 2020 年 7 月 7 日，德國累計確診病例 19 萬 6,000 例，死亡 9,024 例，死亡率約 4.6%，遠低於一些歐洲國家 10% 以上的死亡率。 即令在疫情高峰期，德國重症加護病房始終未達飽和，甚至還有餘力接受法國、義大利等國病患。原因很多，包括德國以小家庭為主，少多代同堂，因此疫情沒有很快波

及老年人等脆弱人群。48 但是，領導人梅克爾的做為，絕對是主要決勝因素之一。除了前面的講話，展現她的睿智和遠見，據接近她的人士透露，很重要的另外一個原因，在於梅克爾 2019 年 9 月曾訪問大陸武漢，親眼見識了這個體現中國大陸工業實力、擁有 1,100 萬人口的重要樞紐城市，居然從疫情一開始就封城，讓她意識到情況一定很嚴重，因此採取了不同於英國首相強生、美國總統特川普的做法，而是支持儘快封城與大範圍檢測。49

民主國家是否會成為病毒的杜鵑窩，國民習性、人口結構和文化背景固然重要，但是領導人的風格，和戰勝病毒的決心和毅力，更是關鍵！蓋洛普（Gallup）進行的 2020 年全球領導力民意調查顯示，德國自 2019 年以來蟬聯第一，梅克爾當然居功厥偉。這項調查是在新冠病毒大流行之前進行的，由於川普抗疫不力，現在美國的認可度必然更低。這和 2009 年～ 2017 年歐巴馬執政期間，美國保持著全球最受尊敬國家的地位正相反。50 真正是今非昔比，甚至於美國江河日下的寫照！

下一章將敘述和梅克爾有天壤之別的國家領導人，如何一步一步地把國家帶往恐怖、危機四伏的境地！

【第五章參考文獻、報導】

1. 蘇上豪：為什麼精神病院會被叫做「杜鵑窩」？ storystudio.tw > article >gushi > cloud-cuckoo-land，2018-09-29。
2. 黃哲翰：瘟疫試煉德意志（上）：「德式防疫」一言難盡的神話破除，聯合報／轉角國際，2020/05/10。
3. 【武漢肺炎蔓延全球6大洲】熱情反成義大利防疫破口！3原因讓義國「追尋零號病人」如大海撈針，中央社，2020/02/26。
4. 自由時報／即時新聞／綜合報導：15名義大利遊客陽性！印度確診數暴增到21例，2020-03-04 13：45：30。
5. 中時電子報／中央社：義大利疫情暴增133死，共366死，7375確診，06：152020/03/09。
6. 翁士博：沒事不准出門 義大利全境限制移動，中時電子報，06：032020/03/10。
7. 胡夢瑋／即時報導：醫療體系即將崩潰！義大利疫區指揮曝「病人如海嘯般」，聯合報，2020-03-10 10：52。
8. 聯合報／轉角國際：訃聞滿版但無人送終：義大利疫情下的「隔離孤獨死」，2020/03/17。
9. 邱碧玲：醫療系統曾是世界第二強，為何十年崩壞？義國武肺死亡率第一 撐節害的！商業周刊第1688期，2020/03/23-2020/03/29。
10. 中央社／羅馬27日綜合外電報導：義大利151醫生染疫不治 專家：距離比口罩要緊，2020-04-28 10：49。
11. Rachael Rettner：How one small Italian town cut coronavirus cases to zero in just a few weeks，www.livescience.com > small-italian-tow...，2020/03/18。
12. Enrico Lavezzo,et al： Suppression of COVID-19 outbreak in the municipality of Vo, Italy，medRxiv，doi： https：//doi.org/10.1101/2020.04.17.20053157。
13. Haydn Lewis：CORONAVIRUS FEARS： Chinese national taken to hospital after falling ill at Yorkshire hotel，Haydnpress，30th January 2020。
14. BBC NEWS｜中文：武漢新冠狀病毒疫情：英國確診第四個病例，媒體警告疫情或在英國爆發，2020年2月9日。
15. 吳映璠：英現超級傳播者！男跨國傳染11人，中時電子報，11：062020/02/11。

16. 聯合報 / 轉角國際：土砲災難國家隊？英國醫護防疫裝備降級，強生下令勞斯萊斯製造呼吸器，2020/03/17。

17. 徐秀娥：英國做 COVID-19 檢測超吐血 台女無助心痛：被放生了，中時電子報，16：352020/03/15。

18. 自由時報 / 即時新聞 / 綜合報導：別害死媽媽！英相：母親節最好禮物就是遠離她，2020-03-22 23：30：25。

19. 聯合報 / 轉角國際：染上病毒的查爾斯王子，為何引發英國輿論的嘲笑與憤怒？2020/03/26。

20. 自由時報 / 即時新聞 / 綜合報導：英國首相強森爆料：我確診了，2020-03-27 19：26：36。

21. 聯合報 / 轉角國際：英國首相的「重症讀報」：強生送入加護病房，疫徵不斷惡化中，2020/04/07。

22. 自由時報 / 即時新聞 / 綜合報導：上任 4 個月，英駐匈副大使不治 享年 37 歲，2020-03-26 08：07：27。

23. 向樂高：客拒付 3 百元車資吐口水稱染疫 小黃司機慘中鏢 3 週後病逝，聯合報，2020-05-25 10：09。

24. 鄭餘蓉：堅持出席確診長輩喪禮…一家 17 人竟全染疫，TVBS，2020/04/01 13：53。

25. 聯合新聞網 / 綜合報導：強忍高燒仍留守病院 12 小時 英國護士返家臉色發青死在床上，2020-04-06 10：44。

26. 吳映璠：英國疫情太嚇人！大批波蘭人逃回祖國，中時電子報，06：012020/04/04。

27. 高德順：我們將會成功！英國女王罕見電視演說 溫情打氣，中時電子報，06：412020/04/06。

28. 維基百：武漢肺炎西班牙疫情，本頁面最後修訂於 2020 年 4 月 8 號（禮拜三）05：31。

29. 聯合新聞網 / 綜合報導：為何西班牙疫情飆高？當地政府「防疫公告」一看大家全傻了，2020-03-12 10：56。

30. 周虹汶 / 綜合報導：死亡總數超越亞洲 歐盟封關 30 天，2020-03-19 05：30：00。

31. 聯合報 / 轉角國際：馬德里冰宮收容感染者屍體：西班牙疫情進入「關鍵 48 小時」，2020/03/24。

32. 聯合新聞網／綜合報導：就是要出門！西班牙人不惜「扮成狗」 醫生哭求：別再這麼做，2020-03-26 15：05。

33. 自由時報／即時新聞／綜合報導：西班牙退回中國缺陷試劑 中駐西大使館切割：廠商問題，2020-03-27 13：22：49。

34. 翁煌德：COVID-19 殺了這個人，是不是「老天有眼」？發表在臉書專頁「無影無蹤」，轉載自聯合報，2020/05/12。

35. 維基百科：嚴重特殊傳染性肺炎法國疫情，本頁面最後修訂於 2020 年 7 月 4 日（星期六）01：50。

36. 雷光涵／台北‧巴黎越洋採訪：羨慕台灣防疫資訊透明 台人：在法國沒有人相信我的話，聯合報，2020-03-17 09：31。

37. 聯合報／轉角國際：TGV 救命特快車：法國高鐵「改裝病房」的確診患者大運送，2020/03/27。

38. 吳映璠：城市染疫！歐洲有錢人逃難鄉下 荒唐行徑被罵翻，中時電子報，06：062020/04/03 。

39. 甘獻基：狼真的來了：法國解除「口罩武裝」，卻迎來疫情爆發？WhatsApp，06 Apr, 2020。

40. 中央社記者曾婷瑄：法國疫情處理不善遭批 法院調查政府刑事責任，2020/06/10 08：09。

41. 黃哲翰：瘟疫試煉德意志（上）：「德式防疫」一言難盡的神話破除，聯合報／轉角國際，2020/05/10。

42. 吳映璠：全球病例激增！德專家：用罄資源也難避免大流行，中時電子報，13：142020/02/25。

43. 翁士博：德國衛生部宣布大流行 已無法控制疫情，中時電子報，04：472020/02/27。

44. 吳映璠：疫情淪陷 德仍不恐慌的關鍵，中時電子報，05：012020/02/29。

45. 黃哲翰：瘟疫試煉德意志（中）：救病但救不了自己的畸形醫療系統？聯合報／轉角國際，2020/05/11。

46. 孫昌國：歐盟鐵娘子梅克爾罕見發怒為這事，中時電子報，2020/04/24。

47. 聯合報／轉角國際：「德國啤酒」消失中？從啤酒節到小酒廠崩潰的「瘟疫海嘯」，2020/04/25。

48. 田穎 張毅榮：德國疫情"軟著陸"的背後，新華社柏林（2020 年）7 月 7 日電。

49. 盧伯華：德國抗疫為何比英美強？梅克爾總理去年曾訪武漢，中時電子報，

00：282020/06/12。

50. 《德國之聲》中文網：民調：全球領導力第一，德國政府蟬聯，2020-07-27
21：57 轉載自聯合報。

陸．沙文主義亂白宮——
「自私邪教」難平疫

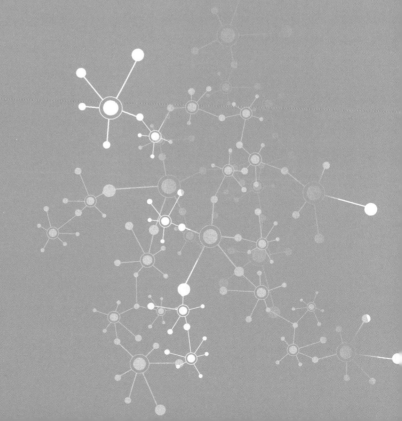

武漢病毒竟成真，
直搗黃龍令人驚

　　美國社會人才濟濟，擅長寫小說的作家，比比皆是。但有一位懸疑小說作家狄恩・雷・孔茨（Dean Ray Koontz），不能不提。孔茨作品超過 30 餘部，直到 2020 年，他 74 歲時，所有作品總計已賣出 1 億 9,000 多萬本，相當不簡單！在 36 歲那年，也就是 1981 年，他出版了一本驚悚小說《黑暗之眼》，內容提及大陸一名科學家李晨（Li Chen）叛逃到美國，向美方洩露武漢郊區實驗室研究出生化武器「武漢 -400」，是大陸政府利用被囚禁的政治犯，所製造出來的第 400 個人工病毒，威力大到足以顛覆一個國家，一旦感染，幾乎無人能活超過 24 小時。[1] 雖然若干細節和 38 年後正在世界各地蔓延的新冠病毒疫情不完全一致，但是源於武漢的病毒，並威力四射掃向全世界，還差一點令美國招架

不住，不能不令人嘆服他的神預言。他的預言加上後面美國領導人的怪招，劇力萬鈞，和小說一樣令人觸目驚心！

美國口岸多，地方大，新冠肺炎第一例確診病例，若根據維基百科資料是 2020 年 1 月 21 日 2，但根據《科學》雜誌（Science）一篇文章的報導表示，其實是 2020 年 1 月 19 日源起於華盛頓州。3 無論從那一天開始起算，這兩天的差距，和後來如猛虎出閘的疫情發展相比，已經顯得微不足道！直到 2 月 26 日，包括鑽石公主號郵輪包機返美的美籍乘客，全美累積共確診 57 起新冠肺炎病例。美國疾病控制與預防中心（CDC）國家疫苗暨呼吸道部門主任梅森尼爾（Nancy Messonnier）憂疫情恐在美大爆發，而舊金山市長布里德（London Breed）宣稱「我們每天都看到病毒在世界上新的地方傳播，有必要採取措施保護舊金山居民免受威脅」，宣布舊金山全市進入緊急狀態。4 如果美國總統川普和他的幕僚，打從一開始就有這樣危機意識，向這兩位看齊，這場戰就應該好打多了！

隔天，2020 年 2 月 27 日，一名加州索拉諾郡（Solano County）的居民，因病到沙加緬度郡接受治療。他從未接觸新冠肺炎病患，確診後成為第一宗社區傳播病例。5 再過兩天，美國第一例死於新冠肺炎的患者，發生在華盛頓州金郡柯克蘭市的「Evergreen」安養中心。6 直到 3 月 3 日，全美才不過 102 例新冠狀病毒病例，其中六例死亡，都發生在柯克蘭市同一家安養中心。7

國人常說一葉落而知秋，一名服務這家安養中心，來自台灣的營養師孫志銘，在接受世界日報專訪時表示：「辦公室內只有我一人戴口罩」，更令他咋舌的是，同事看到他戴口罩，竟問他「你生病了嗎？」該院的過世案例，都是死亡後才驗出病毒。雖然病人進入醫院時有戴口罩，但醫護人員並沒有特殊防護。整間醫院只有約 1／4 的醫護人員戴口罩，而且還有同事對他說：「你最好把口罩拿下來，看到你戴口罩，可能會造成其他人的恐慌！」8

紐約市在 2020 年 3 月 3 日證實出現第二例新冠病毒確

診案例，同時也因未有出國史或接觸史，證實是該市首起社區傳播案例。東西兩岸都淪陷，3 月 6 日華人圈流通的世界日報，頭版大幅報導新冠疫情全美蔓延。9 就在這時候，根據《商業內幕》（Business Insider）網報導，早在 2020 年 2月時，美國醫院協會（American Hospital Association, AHA）就召集全美醫療專家，舉辦了網路研討會。外洩的研討內容顯示，美國預估會有多達 9,600 萬人確診、480 萬人住院，還有 48 萬人死亡。10 這恐怖的數字，尤其死亡人數，一年後就被超越，看來當初估算真厲害！但是，無論在 2020 年 2月或訊息外洩的 3 月 7 日，這天文一般的數字，任何人看了都會視為危言聳聽。

2020 年 3 月 11 日，也就是紐約市首起社區傳播病例確認的八天後，終於迎來恐怖的時刻！紐約州的紐羅希市（New Rochelle）確診案例數量急遽攀升，光是該市轄下的韋斯特切斯特郡（Westchester County）就有 108 起確診案例，在全州 173 例中占比超過六成，美國紐約州州長古莫（Andrew Cuomo）下令建立收容區，並部署國民兵進駐協

助配膳與消毒工作。他強調這項措施並非「隔離」，而是「收容」，並說在為期兩週的收容期間，學校、宗教場所及其餘大型集會場所將被關閉，其餘民生相關店家仍可持續營業。當地居民被允許自由走動，也可外出旅行。有外媒說這是美國至今執行防疫最為積極的工作。[11] 雖然他的動作指令下得夠明快，病毒的傳播速度，仍遠遠超過這項溫和措施所能防範。

也在同一天，哈佛大學在官方網站上，祭出嚴格規定，自 2020 年 3 月 23 日春假結束後，將向所有大學生、研究生進行線上教學，在外學生不得返回校園。需要留在校園的學生同樣需使用遠端教學，並限制在校園內的活動。也勸阻、禁止所有師生國際旅行以及非必要的國內旅行。若非必要，強烈勸阻 25 人以上集會。若有人從新冠肺炎第三級警告疫區回到校園，須在 48 小時內填寫保密健康表格，並自主隔離至少 14 天。[12] 哈佛大學的措施，幾乎是防堵病毒的鐵布衫。只可惜這先鋒一般的措施，鮮少有機構迅速跟進！

2020 年 3 月 12 日，全球火在燒！WHO 才終於宣布新冠肺炎全球大流行。也在同一天，根據《紐約時報》報導，美國西雅圖傳染病專家海倫博士（Helen Y. Chu）早在 1 月下旬，美國首例確診案例發生在她研究的地區時，她與流感研究團隊已經對許多出現流感症狀的居民採樣。沒想到，當海倫欲將此採樣用於新冠肺炎病毒檢測時，卻遭聯邦政府斷然拒絕。直到 2 月 25 日，海倫及其同事無法再等下去，於是便在未獲批准的情況下開始進行冠狀病毒測試。結果證實了研究團隊最大的恐懼，當地一個沒有近期旅遊史的青少年確診患病，代表病毒早已悄悄在美國本土立足、蔓延。更扯的是，團隊的測試行動仍被監管機構嚴令禁止。此事件顯示在其他國家快速執行隔離與全面檢測的同時，美國未能做出靈活反應，最終導致疫情全盤失控。13

當然，怪別人通常比怪自己容易。繼美國國務卿蓬佩奧（Mike Pompeo）指責美國防疫工作受到大陸「有瑕疵的數據」影響後，美國國家安全顧問歐布萊恩（Robert O'Brien）也指出，如果大陸最初不隱瞞疫情，不禁止醫生在對疫情發

表言論，在那兩個月中，讓美國疾控中心（CDC）團隊進入現場，使美方能夠對病毒進行測序，並且從大陸那裡得到必要的合作，「我們可以大大削減在大陸發生的病例，以及現在正在世界各地發生的病例。」14 這兩名位居要津的當家官員也許知之甚明、反映實情，但是亡羊補牢，為時已晚，何況戰火已經燒到自己家裡，怎麼救火還是第一要緊！

嘆無曼哈頓計劃，
眼看病毒狂進襲

　　正當美國國內忙著對抗疫情，美中宣傳戰也開打，國務卿蓬佩奧 2020 年 3 月 16 日再度槓上中國，與中國中央政治局委員兼外事工作委員會辦公室主任楊潔篪通話，雙方針對病毒從何而來各說各話，而美國總統川普則在推特上以「中國病毒（Chinese Virus）」稱呼新冠病毒，表明新冠肺炎來自中國。曾和川普打過憲法官司的華裔醫師顧優靜（Eugene Gu），明白表示川普表現種族主義與仇外心理，美國將陷入麻煩，還說：「我從未這麼害怕成為美國人！」15

　　3 月 19 日，長期關注傳染病的比爾蓋茲預測，一個國家如果能做好採檢與隔離，六～十週後，就幾乎不會有新病例。像美國這樣的富裕國家如果能做好防疫，二～三個月後，就

能脫離高感染期。[16] 可惜，言者諄諄、聽者藐藐，只有少數人反應，彷彿隔空打牛。3 月 20 日，美國境內新冠肺炎確診 13,350 例，死亡 188 例。加州為重災區之一，僅次於華盛頓和紐約。加州政府宣布「禁足令」，要求全州 4 千萬的居民待在家中。[17] 3 月 23 日，美國單日暴增 8,149 例，已經到失控狀態。[18] 紐約州州長古莫站出來說，儘管消息是負面且持續惡化，他會負責，還說：「如果有人不開心、有人想要責備或抱怨別人，就責怪我吧。」相反地，川普在記者會上被問到美國檢測試劑短缺且檢疫不足時，竟回答說：「我完全不必負責。」[19]

儘管川普在 2020 年 3 月 20 日宣布美國進入緊急狀態，除了造成美國百姓集體恐慌，政府完全沒有進一步的作為。當天白宮還是沒有任何的防護措施，上百名記者人擠人，川普、官員以及一大票企業家也擠在一起。川普把處理疫情的任務交給了他的女婿庫什納，不懂病毒的庫什納只想不要驚動市場，因為這恐怕會傷害川普的經濟成就，丟失選票。[20] 庫什納的荒唐之舉，顯然獲得川普的默許，但也帶給岳父麻

煩，後來被冷凍了，不敢再插手防疫的事。

　　2020 年 3 月 27 日網路發行的《科學》雜誌（Science），在社論中提出〈COVID-19 needs a Manhattan Project〉專題報導，表明遏止新冠肺炎，美國須要曼哈頓計劃！曼哈頓計劃是第二次世界大戰期間，美國和英國、加拿大等國家為終止戰爭，由身為美國洛斯阿拉莫斯國家實驗室的首任主任，也是知名物理學家羅伯特・歐本海默負責原子彈的製造、研發的一項大型軍事工程。[21] 這項工程異常浩大，而且史無前例，竟然能在很短時間內完成，也不負所託地迅速終結拖延多年，死傷無數的戰爭。原子彈驚人的爆炸威力，雖然造成日本將近 20 萬人死亡，也不能否認此計劃的歷史性重大意義。此時此刻，正須要有大開大闔的領導人跳出來領導另一個曼哈頓計劃，才足以很快地讓荼毒美國的新冠病毒就範！

　　當然，大家可以想像書生論政，再好的見解，也不一定進得了商人背景的川普的耳朵。就算進去了，也只是一陣耳

邊風！

　　儘管紐約州長古莫已在 3 月 20 日下達禁足令，在非必要情況下，民眾不得離開，仍不斷有紐約客前往全美各地，因為紐約新冠肺炎病例飆升的速度令人膽戰心驚，截至 2020 年 3 月 24 日，全美有 44,183 例，紐約州占了一半以上有 25,665 例確診，當中紐約市共有 15,597 例。作為美國防疫指揮官的副總統彭斯（Mike Pence）呼籲，要求任何離開紐約市大都會區、前往全美各地的人士，自行隔離 14 天，監控自己的體溫，注意是否出現症狀。22 但是，這樣的軟性訴求毫無約束力，疫情就像原子彈炸開，遍地開花！

　　就在大家兵荒馬亂之際，紐約州長古莫呼籲退休的醫護人員，包括醫生、護士、呼吸治療師，「回來並加入對抗新冠病毒。」美國力量就在州長喊話後展現出來。不到 24 小時，有一千名退休醫生和私人開業醫生返回醫院，加入戰疫行列！一週過去，包括退休醫護人員和醫學生在內的另外 12,000 名醫療工作者，已經簽署志願工作協議，志願者累計

總數超過 52,000 人。3 月 25 日，捷藍航空公司（Jetblue）開始免費承運各地醫療志願者，前往紐約嚴重的疫區支援，Hertz 租車公司也表示為醫護工作者提供免費車輛，多家酒店願提供免費住宿給志願者。[23]

原本一副無所謂態度的美國總統川普，看了紐約皇后區艾姆赫斯特醫院（Elmhurst Hospital）後，也不禁膽戰心驚。CNN 新聞網 3 月 29 日報導川普說：「我曾經在電視上，還有遙遠的國度看到這種狀況，但從沒有在我的國家看過這種事。」川普說他看到卡車停下來，搬出屍體。而這些卡車和白宮玫瑰花園（Rose Garden）一樣長，朝裡面一瞧，只看到黑色的屍袋。「你自問，那裡面是什麼？」那些是人—我從沒見過那種狀況。[24]

當然，川普的膽戰心驚也只維持五分鐘。對疫情不求甚解，才真的要令一般美國大眾膽戰心驚很長的一段時間！

男性沙文主義，
種下疫病延燒的基因

　　沙文主義（Chauvinism）的名稱，據說源自拿破崙手下的一名士兵尼古拉·沙文（Nicolas Chauvin）。沙文 18 歲入伍，在軍中表現傑出，服役期間曾中槍 17 次，導致嚴重毀容、殘障，但無損於他對軍隊的忠誠。拿破崙對這位出生入死的同袍，自然格外地賞識，曾給予沙文榮譽軍刀及 200 法郎的獎賞。沙文當然對拿破崙感恩戴德，連帶地對拿破崙以軍事力量征服其他國家的政策極度狂熱崇拜。所以，從沙文這名阿兵哥延伸出來的沙文主義，原義是指極端不合理、過分的愛國主義或民族主義。25 後來也不知何故，延伸為非理性的個人或群體優越感，以至於被女權運動領袖用來罵那些愛臭屁、自以為高人一等的男人，指他們是「男性沙文主義」或「大男人主義」

男人愛臭屁、耍優越感，也許出於天性或過多男性荷爾蒙作祟，以博得女性歡心。但是，做為一個國家的領導人，「男性沙文主義」常使人見樹不見林，只選擇性地相信那些愛聽的話，以至於做出唐突的決定。其自戀心態，媚己就算了，但錯誤的決策往往足以貽禍家邦！直到作者行文至此的時刻，最荒誕不經的新冠病毒疫情，居然發生在全球科技最強的美國！原因固然多端，但是，「男性沙文主義」恐怕難辭其咎！

　　在愚人節當天。美國國務卿蓬佩奧表示有一位國務院官員因感染新冠肺炎病逝，目前國務院內尚有數十名人員確診。26 也在同一天，川普說：「接下來兩周，會非常痛苦，非常非常痛苦。」因為科學家根據模組推算，美國未來最多可能會有 10 萬～ 24 萬人因新冠肺炎死亡，比 911 事件跟越戰，死亡人數要多出好幾倍。在確診病例逼近 19 萬，死亡超過四千人之際，民眾搶不到口罩，川普居然說：「你可以用圍巾，……很多人都有圍巾，圍巾很好。」27

4月3日，美國疾病管制暨預防中心（CDC）建議民眾在公共場合配戴口罩，以防止新冠肺炎傳播，川普說：「這樣很好，但我不打算那樣做」，他稱無法想像在橢圓形辦公室問候世界各國領導人時遮住自己的臉。[28]《中庸》第29章提到：「上焉者，雖善無徵。無徵，不信。不信，民弗從。」有如此領導人不做表率，病毒肆虐美國，自然有跡可循！

　　除了口罩，還有家暴問題。根據《華盛頓郵報》，自美國疫情大爆發以來，從東岸到西岸的各大城市，「美國家暴防治熱線」（NDVH）接獲的通報案件急遽增加，一天平均接獲二千通電話。一名洛杉磯的執業律師就向媒體透露光是前一周打來事務所求助的家暴個案，就離譜地成長了二倍，「他們告訴我，簡直無法相信自己要與施暴者整天困在一起，更不知道該怎麼度過這段隔離日子。」[29]

　　「戰略醫用儲備」已經進入了見底絕境，也是聯邦政府失策所導致。根據《美聯社》報導，在新冠肺炎剛開始傳入美國的疫情初期，「戰略醫用儲備」（SNS）倉庫裡還存有

1,300 萬份 N95 口罩。但聯邦政府一直蹉跎，沒有協調廠商生產，直到本土感染大爆炸，衛生部才於 2020 年 3 月 12 日開始大規模採購防疫物資。最快要到 4 月底，戰略醫用儲備物資的缺口才有可能補上。沒有充足的後勤補給，這場戰疫高下立見，病毒占了上風！30

　　根據《紐約時報》報導，川普在 4 月 24 日聽了國土安全部科學和技術局代理局長布萊恩（William Bryan）報告，陽光與包含酒精與漂白水在內的消毒劑，能在最快 30 秒內殺死物體表面的新型冠狀病毒後，先是大談專家研究以紫外線或強光打入體內消滅病毒的可能性，接著煞有其事地說：「然後我也看到消毒劑能在 1 分鐘內殺死病毒，有沒有辦法做到像是注入體內做個大清理？因為病毒會侵入肺部並大量增生。」31 根據《每日新聞》在紐約的報導，在川普倡議注射消毒水進入人體殺死冠狀病毒後的 18 個小時內，當地衛生部門處理了 30 例因為不當接觸消毒劑而送醫的病例，遠高於平常的數量。32 當然，頂尖醫學專家和清潔劑製造商立即出面澄清並駁斥川普說法。川普隨後悻悻然地宣稱他這席

話只是「諷刺話」，還說他每天花時間舉行 COVID-19 簡報，根本不值得。33

2020 年 4 月 29 日，美國境內新冠肺炎確診突破百萬例，死亡數逾 58,000 人，超過越戰。美國官方在防疫指南上，新增建議民眾外出可穿戴口罩或其它遮掩物，當然，以美國總統川普為首的政府高層官員幾乎沒有遵守過，就連美國副總統彭斯 4 月 28 日率防疫任務小組視察明尼蘇達梅約診所醫學中心時，也堅持不戴口罩。34

上述接二連三的乖舛之舉，是否「男性沙文主義」直搗黃龍—白宮，在這兩位領導人身上作祟，讓他們做出不可思議的錯誤示範，看官自是了然於胸了！

良相佐國若浮萍，
迎來「蘇伊士運河時刻」

俗話說「秀才遇到兵，有理說不清。」如果這個兵，還不巧是秀才的長官，那就更剪不斷、理還亂了！川普雖然離譜，他畢竟也成立了白宮抗疫小組，由副總統彭斯領軍。在川普每天舉行 COVID-19 簡報時，總可以看到幾位要員隨侍在側，除了副總統，還包括國家過敏和傳染病研究院（NIAID）院長安東尼・佛奇（Anthony Fauci）以及小組協調官黛博拉・柏克斯（Deborah Birx）。由於佛奇經常針對疫情發表「良藥苦口」的建言，和川普想法相左，動輒遭到川普總統點名批判。

2020 年 3 月 27 日網路發行的《科學》雜誌（Science），有編輯柯亨 Jon Cohen 採訪佛奇並發表〈佛奇有話直說〉

（Fauci's straight talk）的訪談。在訪談中，佛奇直言：「在面對白宮的質疑，你必須說一、二、三、四次，直到它起作用。所以，我還是要不厭其煩地推動（防疫）政策下去。」當柯亨問到大家都很關心他還好嗎？佛奇不諱言他很疲累，但還撐得下去，至少他還沒有被感染，當然，也還沒有被革職！說到這裡，大家都笑了。柯亨繼續追問：「為什麼你還沒有被革職？」佛奇回答說，雖然川普不同意他很多的觀點，但是他會聽，儘管還是自行其事。川普面對媒體時發表他不同意的話時，他不會一直啞巴吃黃蓮，雖然不會當場辯駁，但是會視時機表達自己的看法。這些顯而易見的問題，包括小小的新聞室擠了超過十個人，以及沒來得及大量檢測病毒以及時遏阻新冠肺炎大流行。佛奇說他盡力而為，但是不會隔山打虎（I cannot do the impossible.）35

到 4 月 30 日，疫情已經嚴峻到紐約一間殯儀館外的兩輛貨車上，發現 40 ～ 60 具堆疊遺體，由於貨車上沒有冷凍設施，加上屍體已放置一段時間，屍水不斷滲出，現場臭氣沖天，鄰居受不了趕緊報警。這些遺體不只放置在貨

車廂內，部分更直接擺放在殯儀館地板上。36 面對這樣失控的疫情，美國前東亞及太平洋事務助理國務卿坎貝爾（Kurt Campbell）和布魯金斯學會中國戰略計劃主任杜如松（Rush Doshi），在 3 月號《外交事務》發表「新冠病毒可能重塑全球秩序」的評論。他們提醒美國決策者，1956 年的蘇伊士運河危機暴露了大英帝國的無能為力，並使其丟掉了超級大國的資格，這次抗疫失策或許會成為美國的「蘇伊士運河時刻」。《大西洋月刊》的主筆指出：「病毒並沒有打碎美國，而是揭露一個早已破碎的國家。」牛津大學著名歷史學者艾希（Timothy Garton Ash）在《紐約時報》訪談中更直截了當指出，這次是戰後 70 年來，頭一次在一場全球危機中，沒有人尋求美國扮演領導角色。37

更離譜的是，雖然美國疫情仍未受控，但總統川普已迫不及待希望重啟國家經濟。紐約時報專欄作家紀思道（Nicholas Kristof）在〈病毒就要贏了〉（The Virus Is Winning）一文中指出，美國頂尖的傳染病流行病學家奧斯特霍姆（Michael T. Osterholm）一度聽到白宮疫情工作小組

這個月正加速趕工而歡欣鼓舞，但事後他發現他聽錯了，原來加緊的不是防疫工作，而是加速解散工作小組，「我驚呆了，我們才剛打到第二局耶！」。雖然川普很快在 5 月 6 日就改口稱「他們太受歡迎了」，不會讓他們解散。不過該小組任務將更關注疫情後重啟國家安全。這完全反映了美國應對新冠病毒的種種矛盾策略。38

　　陣前換將本是兵家大忌，但是川普不管這一套。新冠肺炎疫情重創美國，到 2020 年 5 月 11 日已超過 130 萬人確診，78,000 多人喪命。被視為「吹哨者檢舉」（whistleblower complaint）的美國生物醫學高級研究和發展管理局（BARDA）前局長布萊特（Rick Bright），4 月被解職，他 5 月受訪時連用四個「沮喪」來描述美國官方對疫情的因應。早在 1 月初新冠病毒開始擴散時，他就向衛生官員提出警告，並呼籲備妥防疫物資、研發相對應療法及疫苗，但官員們卻不以為意。後來川普大力提倡「羥氯奎寧」（hydroxychloroquine）藥物，但布萊特拒絕使用在病人身上，還強調要「保護公眾、遠離這種對公眾健康和安全構成重大

和特定危險的藥物」。後來被解除職務，布萊特認為川普為了此事惡意報復，指控川普將政治凌駕於科學之上。39

　　根據《福斯新聞》報導，美國總統川普的二兒子艾瑞克（Eric Trump）5 月 16 日受訪時，說道：「從現在起到 11 月 3 日，他們（民主黨）每天都會極盡利用打壓（川普）」，還認為「11 月 3 日後，新冠病毒會奇蹟般地突然消失。」40 如果他的預測真的是這麼神準，那當然是兆民之福，否則又是川普家族的囈語！相對於二兒子的胡說八道，川普可稱得上神農氏、甚至於暴走族！因為 5 月 18 日在白宮記者會上，他突然宣佈為了「預防新型冠狀病毒」，自己已開始服用未通過實驗認證可防疫的爭議藥物「羥氯奎寧」。川普表示，自己服藥已超過 1.5 個星期，健康狀況都非常良好，「但都沒人問我，所以我才沒說囉！」現場各大媒體不僅一片譁然，甚至連一向挺川普的福斯新聞都極為震驚，除了質問川普「究竟在想甚麼」之外，後續的新聞報導也都極為嚴肅地警告美國社會：「總統的行為非常危險，大家絕對不該學！」41

5 月 20 日，紐約時報根據哥倫比亞大學提出的數據推測，如果包括紐約州在內，多數美國人提早兩個禮拜開始留在家裡，減少出門，也就是在 3 月 1 日起就封鎖全美城鎮，死亡人數至少可以減少 36,000 人。[42] 當然，這是典型的千金難買早知道！5 月 27 日，美國新冠肺炎死亡人數突破十萬大關，確診病例亦逼近 170 萬例。不論確診或死亡人數都是全球最高，都接近總數的三成。[43] 黔驢技窮的川普在 5 月 30 日的記者會，除了宣布反制港版國安法的制裁措施外，也再次砲轟中國大陸隱瞞新冠肺炎疫情，導致數十萬人死亡。川普同時宣布，美國會終止與世界衛生組織（WHO）的關係。[44]

　　中國大陸與世界衛生組織在新冠肺炎疫情蔓延全球的作為，早已人盡皆知，川普一再強調上情，並關閉對外門戶，這樣一來，美國真的一步一步走近「蘇伊士運河時刻」！

病毒趁勢圖壯大，
種族衝突最傷人

　　和病毒的戰爭打得灰頭土臉的美國，2020 年 5 月 25 日在明尼蘇達州明尼亞波利斯，發生非裔美國人喬治‧佛洛伊德（George Perry Floyd）被白人警察德里克‧蕭文（Derek Michael Chauvin）逮捕，蕭文單膝跪在佛洛伊德脖頸處超過八分鐘，佛洛伊德被跪壓期間失去知覺並在急救室被宣告死亡。一名旁觀者用手機上傳直播了佛洛伊德被跪壓期間的影片，並立即引起全國廣泛關注。雖然四名涉案警察第二天被解僱，但此事件挑起根深蒂固的種族歧視問題，不少美國民眾舉行和平示威活動，要求公正審訊涉事警員和正視國內遭到警員不合理執法等現象，但示威很快演變成暴亂，堵路、搶掠店鋪、破壞公物，並蔓延至全美 30 多個州。45 離譜的川普政府先前為了對大陸通過港版國安法強硬表態，宣布一

連串對陸打擊措施，作為挺香港的表示。不過，面對非裔人民遭白人警員不當執法致死，引起全國示威，川普不停地在推特上「火上加油」，多次聲稱要動用軍隊平亂，讓外媒認為，川普不僅毀了先前美國要保護香港的力道，對大陸而言更是「天上掉下來的禮物」，讓其有了反諷美國的大好機會。46

　　華盛頓特區一名抗議者說：「我已經疲於聽到黑人死亡的消息」、「被警察攔住我會感到害怕」非裔美國人佔美國人口不到 14％，但在 2019 年，警察造成的上千起致命槍擊事件中佔了 23％以上。針對民眾對佛洛伊德之死的抗議，美國前總統歐巴馬表示，這代表著「對數十年來未能改革警察執法和更廣泛的刑事司法制度的沮喪情緒」，這種沮喪是「真實的，正當的」。根據 2016 年的資料，一個白人家庭的典型淨資產是一個黑人家庭的近十倍，沒有醫療保險的非裔美國人比白人多兩倍，非裔美國人更有可能從事服務業，並居住在人口稠密的地區。這些問題都導致非裔美國人更容易受到新冠病毒的影響，根據政府的最新數據，19,775 例新冠病

毒住院患者病例中，超過 34％是弱勢的黑人。47 而川普的不當言論，不僅刺激民眾不顧安危走上街頭，更讓失控的疫情，如脫韁的野馬，一發不可收拾。

　　川普不僅在種族對立問題傷口上灑鹽，前白宮國家安全顧問波頓（John Bolton）在新書《事發機要室：白宮回憶錄》（The Room Where It Happened：A White House Memoir）中透露，一向對於新疆集中營少發表意見的川普，曾於 2019 年 6 月與習見面時，在習解釋為何要在新疆建立「再教育營」後，川普居然向習表示：「應該繼續蓋，這完全是做正確的事。」川普經常聽那些投資大陸賺大錢的華爾街富豪們的話，對台灣沒有好感。川普曾指著筆尖說：「這是台灣」，然後再指著他白宮橢圓辦公室裡的大桌子說：「這是中國」。48

　　雖然川普一再聲稱美國防疫與檢測領先全球，但美國疾病管制與預防中心主任芮斐德（Robert Redfield）6 月 23 日在國會聽證會上坦言，「美國已被新冠病毒打到屈膝」，為了這個小小的病毒，美國可能還需要多花費七兆美元。另外，

佛奇也表示，如果秋季之前還未能控制疫情的話，「恐如同被森林大火追著跑」。[49] 很不幸的是，佛奇一語成讖，兩個月後，美國西岸，包括奧勒岡州、加州及華盛頓州等 12 州飽受野火肆虐，超過 440 萬英畝（約 17,800 平方公里）的土地被野火夷為平地，面積將近台灣的一半。很多受害民眾慘被「森林大火追著跑」，有的不幸葬身火窟！

到 2020 年 7 月 2 日，單日新冠病毒確診病例破五萬[50]。有經濟學家指出戴口罩不僅能降低新增確診病例增加速度，也能取代經濟封鎖措施，並減少 5% 的經濟損失。[51] 一向見錢眼開的川普，也許嗅到這訊息，推翻先前認定戴口罩是「魯蛇」（Loser）才會做，在 7 月 1 日接受《福斯新聞》專訪時，不僅稱：「我完全贊成戴口罩，我認為口罩很好」，甚至說「我有點喜歡我戴口罩的樣子……看起來像獨行俠」。首席防疫專家佛奇也稱：「再不積極防疫，一日新增十萬確診也不意外」，讓全美戴上口罩已是無人能阻擋的運動，連對手拜登都聲稱，若當選將下令全美戴口罩。[52]

只是川普的忸怩作態，完全無濟於事，才不過八天，到 7 月 10 日，單日新增逾七萬例確診，再創紀錄。居然還有德州州民走上街頭，抗議政府強制全州戴口罩的命令。53 更有一名 30 歲德州男子跑去參加確診者舉辦的派對，想實驗看看病毒是不是真的會染疫，結果派對結束後不久，該名男子就確診新冠肺炎，並在死前向護理師表達懊悔，「我想我犯了一個錯誤，我以為這只是一個騙局，但事實並非如此！」54

　　隨著美國疫情日益嚴峻，先前多次呼籲全國大膽重啟經濟的川普，終於坦言「疫情在好轉之前只會更惡化」，雖然態度反轉，但是來得太慢，仍讓眾議院議長裴洛西直嗆「這就是『川普病毒』」。55

　　病毒不分黑白，也不管名稱叫做武漢、新冠、川普還是中國，在民意撕裂的沃土上，逐漸得寸進尺。

經濟與防疫全潰敗，
「自私邪教」罩美國

　　諾貝爾經濟學獎得主、同時為《紐約時報》專欄作家的克魯曼（Paul Krugman）2020 年 7 月底撰文表示，列入人口考量下，美國因新冠病毒的死亡率已是歐盟或加拿大的 15 倍。先前為了拚經濟、急著解除社交間距命令的州，如今其就業與增長似乎陷入停滯與倒退，可見美國在防疫與經濟層面上已一敗塗地。他指出，當代美國右翼奉信「貪婪是好事」，從川普與其共和黨盟友嘲笑、甚至阻擋地方要求人民戴口罩的規定來看，這些自我毀滅的行為證明，他們都是美國「自私邪教」（The Cult of Selfishness）的成員。56

　　為了挽救遭疫情衝擊的低迷選情，川普不僅呼籲人民戴上口罩，自己也聲稱願意以身作則，在多個公開場合戴上口

罩。但是，其口是心非的態度，很快被揭穿。川普 7 月 28 日轉傳一群自稱是「美國前線醫生」（America's Frontline Doctors）團體錄製的影片，以最高法院為背景，身穿白袍聲稱羥氯奎寧是可以治癒新冠病毒的藥物，而戴口罩和封鎖是沒有必要的。除了川普本人，川普兒子小唐納川普及多個反疫苗團體、陰謀論支持者以及保守派網站也不吝轉傳，數小時內即獲得 1 千 4 百萬次點閱，雖然推特與臉書隨後刪除該訊息 57，但是川普的司馬昭之心，路人皆知。

直到 2020 年 9 月 16 日，川普還打臉美國疾病管制與預防中心主任芮斐德到參議院作證的證詞，芮斐德聲稱美國如果全民戴口罩，疫情可以在 6 ～ 12 週內獲得控制，而即使現在就得到疫苗，美國也不可能在 2021 年夏天前，全民完成接種。58 一路反對戴口罩的川普，倒是始終如一，反科學到底，惹得備受尊崇的《科學美國人》（Scientific American）雜誌創刊 175 年來，首度為總統候選人背書，該雜誌編輯群在 2020 年 10 月刊中解釋，做此決定並不容易，但他們眼看川普與其政府無視科學，嚴重損害美國與其人

民，因此決定挺身支持拜登。59

　　在疫情理應趨緩的夏季，由於民眾被川普與其政府誤導，為所欲為，到 8 月 9 日，突破 500 萬例，等於每 66 人就有一人染疫。60 從 2020 年 1 月 21 日通報第一例新冠肺炎確診病例，花了 98 天才達到 100 萬例，但是，從 100 萬例到 200 萬例花了 43 天，之後，花 27 天達到 300 萬例，接著僅用 16 天、以每分鐘新增 43 例的速度突破 400 萬例。從 400 萬例到 500 萬例也只花 17 天。61

　　2020 年 8 月 12 日，面對失控、悽慘的疫情，川普居然使出絕招，新聘防疫顧問，沒有和病毒交手經驗的原胡佛研究院研究員的神經放射學專家阿特拉斯（Scott Atlas）。阿特拉斯稱多少人確診不重要，也支持川普重啟校園，其種種建議都與川普防疫立場一致，讓外界認為川普此舉只是為了打壓與自己相左的聲音。相對於川普在防疫記者會上公開讚揚阿特拉斯，佛奇已坦言已有數週沒有和川普討論過疫情，而工作小組最高官員柏克斯則在宣稱美國疫情即將進入新階

段，恐怕比疫情爆發之初更嚴重後，遭川普批評。[62] 顯然川普聽不進異己的聲音，美國也在 8 月 18 日新冠肺炎死亡人數超過 17 萬人，成為美國第三大死亡原因。過去三週以來，每日死亡人數均在千人以上，死亡率遠高於世界其他任何國家。[63]

　　台南奇美醫院加護病房主治醫師陳志金，8 月 25 日在臉書上轉貼一則美國德州從事醫療相關行業的友人訊息，指出美國南部疫情越來越嚴重，「我們第一線的醫院要求遺囑都寫好了，感覺真的很奇怪，還每兩個月更新」，身邊也不少人寫下了遺囑。[64]

　　到 2020 年 9 月 2 日，一份調查指出，自疫情大流行以來，有近 14% 的美國人表示已耗盡早前所存的應急儲蓄。[65] 而美國聯邦準備理事會主席傑洛姆 · 鮑爾（Jerome Powell）在 9 月 16 日指出在 2023 年以前，美國都不會調升利率 [66]，表示美國經濟已經潰敗，須要時間修養生息！

「十月驚奇」固駭人，
「聖人不死」疫難止

　　「10 月驚奇」（October surprise）這個名詞據悉源自美國前總統尼克森的助手威廉·凱西於 1980 年首次提出。2016年英國 BBC 以「10 月驚奇它會影響美國大選嗎？」為題回顧了從 1972 年大選開始經歷的「10 月驚奇」。1972 年 10月 26 日，美國國安顧問季辛吉代表尼克森政府對外放話「越戰勝利在握」，結果尼克森以壓倒性優勢連任。1980 年選前，雷根嚴厲譴責伊朗扣押美國人質的行為，而伊朗竟於 10 月遞出的消息說在卡特任職白宮期間，不會釋放人質，結果雷根贏得大選。2000 年投票前數日，小布希因酒駕被捕的歷史檔案曝光，他也立即承認過去有酗酒問題，多達 80% 的美國人認為，這些陳年舊事與競選無關。結果在普選中領先的民主黨候選人高爾，選舉人票計票結果卻輸給小布希。最後，

小布希以些微差距贏得佛州選舉，也贏得大選。[67]

2020 年版的「10 月驚奇」，應該是止不住的新冠肺炎。9 月 21 日美國因新冠肺炎死亡人數突破 20 萬人，但美國總統川普在選舉造勢大會上聲稱，「除了老人與早存有其他病症的人之外，新冠病毒實際上不會影響任何人。」俄亥俄州副州長赫斯特德（Jon Husted）在台上嘗試鼓勵有 1 千 2 百人參加的造勢場合上戴上口罩時，聲稱「口罩會讓美國再次偉大」，反遭川普鐵粉狂噓，要他下台。[68] 川普對疫情的輕視，終於在 10 月的第一天上演「10 月驚奇」，川普自己確診了！

對於染新冠肺炎而死的人和他們的家庭，這一刻彷彿是「天理昭然」、「報應不爽」。但是，病魔輕輕放過川普！染疫住院的川普，不僅依然不改本色，在 10 月 4 日，突然搭車短暫離開醫院，以巡禮的方式向聚集在醫院外圍的支持群眾致意、給鐵粉驚喜，此舉讓醫生相當火大，痛罵川普為了這場政治秀，同車的特勤人員全部要隔離 14 天，有些人

可能染病死掉。69 其行徑讓他的長子小唐納德 · 川普也看不下去，直呼他父親「瘋了」。70 其次，也許是個人體質好，也許白宮醫師公布了七種藥物的治療處方生效，川普居然逃過一劫，很快恢復，還能繼續囂張下去。71

也許這樣的「10 月驚奇」不夠刺激，接下來的美國總統大選，才會掀起驚濤駭浪。儘管史丹福大學研究人員於選舉前一天公佈的數據顯示追蹤川普在 6 月 20 日～ 9 月 22 日之間舉行的十八場造勢活動，發現這些大型集會總共造成逾 3 萬例新冠肺炎確診病例，並導致逾 700 人死亡，許多參加川普造勢活動的支持者依然未戴口罩，也未保持社交距離 72，而且忠實地投川普一票，讓疫情處置不當的川普，差一點在大選中完勝，繼續他的總統大夢！

2,300 年前，莊子在其所著《莊子 · 胠篋篇》中直言：「聖人不死，大盜不止」。「胠篋」這兩個字可能很多人不認識，就是撬開箱子的意思，也就是「盜竊」的行為。莊子口中的「聖人」，不是一般人認知的聖人，而是得了天機，

奪得名器，卻置天下百姓生死於不顧的「聖人」！也就是「天之獨子」，竊得天道，卻行邪道的人！古代靠改朝換代，也就是推翻這些多行不義的領導人，才能避免生靈塗炭。現代民主國家則靠選舉，改變令人不滿的現狀。當然換掉領導人，就不須置他於死地，幹掉他的總統大位就足夠了。

雖然選舉的結果，總算還給相信科學的美國人一個公道，但是「冰凍三尺，非一日之寒」川普失策在先，民主國家的人民「不自由，毋寧死」視防疫禁令如無物接踵而來，終於讓美國疫情一路惡化。其他民主國家也再現第二波、第三波疫情，在第八章會繼續探討。當然，莊子口中的「聖人」雖然死了，也就是丟了總統大位，但是比古代大盜更厲害的新冠肺炎，也不是一時三刻止得了。

【第六章參考文獻、報導】

1. 聯合新聞網 / 綜合報導：美 1981 年小說驚見「武漢病毒」網友驚訝：神預言，2020-02-13 09：36。
2. 維基百科：嚴重特殊傳染性肺炎美國疫情，本頁面最後修訂於 2020 年 7 月 30 日 （星期四） 22：13。
3. Genomic surveillance reveals multiple introductions of SARS-CoV-2 into Northern California. Deng et al. Science 369, 582－587 （2020）, 31 July 2020.
4. 自由時報 / 即時新聞 / 綜合報導：美國確診增至 57 例 舊金山宣布進入緊急狀態，2020-02-26 11：28：38。
5. 楊幼蘭：舊金山疑現社區傳播新冠肺炎首例 病源不明，中時電子報，09：522020/02/27。
6. ANDREW SELSKY： Wash. state sees 1st virus death in US, declares emergency by Associated Press, FEBRUARY 29, 2020 － 11：04PM.
7. 自由時報 / 即時新聞 / 綜合報導：美國 6 死 102 確診 死者全和同一家醫療中心有關，2020-03-03 07：24：10。
8. 王若馨獨家專訪 / 華人營養師：5 新冠病人死在我醫院、辦公室只有我戴口罩，世界日報，2020-03-04 11：25。
9. 吳映璠：紐約爆社區傳染！美百萬人將受檢，中時電子報，11：152020/03/04。
10. 楊幼蘭：新冠肺炎外洩文件 美估 9600 萬人感染 48 萬死，中時電子報，07：542020/03/07。
11. 自由時報 / 即時新聞 / 綜合報導：美紐約州爆大規模群聚感染 州長急宣布封鎖部隊進駐，2020-03-11 11：18：56。
12. 自由時報 / 即時新聞 / 綜合報導：罕見高標防疫！哈佛大學採遠端授課並禁止飛行、集會，2020-03-11 09：46：49。
13. 自由時報 / 即時新聞 / 綜合報導：NBA、好萊塢巨星相繼確診 紐時揭美錯失防疫良機真相，2020-03-12 13：21：50。
14. 馮英志：全球疫情本可減緩！美國安顧問狠批陸隱瞞 2 個月，中時電子報，07：002020/03/13。
15. 張文馨 / 華盛頓即時報導：川普首稱「中國病毒」 華裔醫師：打開暴力和仇恨之門，聯合報，2020-03-17 08：53。

16. 張方毓 編譯：若能做好採檢和隔離，比爾蓋茲預測：6 到 10 週後就幾乎不再有新病例，商周頭條，2020/03/19 17：53：57。
17. 自由時報 / 即時新聞 / 綜合報導：加州政府下「封州令」4000 萬居民禁外出，2020-03-20 10：38：04。
18. 自由時報 / 即時新聞 / 綜合報導：美國單日暴增 8149 例 義大利再添 651 死，2020-03-23 06：45：42。
19. 胡夢瑋 / 紐約即時報導：疫情中暴紅！紐約州長郭謨勇於負責 與川普成對比，聯合報，2020-03-23 15：21。
20. 張經義：被政府撤離武漢，事後收到 8 萬帳單 ... 台灣白宮記者直擊美國人的集體恐慌，商業周刊，2020-03-24 08：52。
21. Seth Berkley： COVID-19 needs a Manhattan Project, Science, 27 Mar 2020：Vol. 367, Issue 6485, pp. 1407。
22. 吳映璠： 紐約爆新冠逃難潮！白宮下令隔離，中時電子報，13：062020/03/25。
23. 華人生活網：美國力量，全美醫護工作者自發支援紐約，JetBlue 免費運送，2020-03-29。
24. 楊幼蘭：川普大驚：從沒在美看過這麼多屍體，中時電子報，13：232020/03/30。
25. 維基百科:尼古拉·沙文及沙文主義，本頁面最後修訂於 2019 年 1 月 10 日 （星期四） 03：49 及 2020 年 6 月 28 日 （星期日） 22：48。
26. 自由時報 / 中央社：美國務院內數十人感染武漢肺炎 首傳官員死亡，2020-04-01 10：46：45。
27. 黃貞怡：專家估恐 24 萬人死亡 , 川普：未來兩周非常痛苦， TVBS 報導，2020/04/01 22：41。
28. 自由時報 / 即時新聞 / 綜合報導：美 CDC 建議戴口罩 川普：但我不打算戴，2020-04-04 08：38：54。
29. 葉家均：瘟疫加劇的「親密暴力」：美國封城中的家暴救命問題？聯合報 / 轉角國際，2020/04/05。
30. 聯合報 / 轉角國際：美國「戰略醫用儲備」見底：聯邦戰各州的防疫共濟與猜忌，2020/04/09。
31. 中央社華盛頓 24 日綜合外電報導：川普提注射消毒劑殺病毒 惹議後改口稱是諷刺， 2020/04/25 12：24。

32. 中國廣播公司：消毒水之亂！川普建議殺病毒後不到一天，紐約市 30 人因此送醫，2020/04/27 09：33。
33. 聯合報／中央社／綜合外電報導：消毒水殺病毒引風波 川普：開記者會浪費時間，2020-04-26 10：36。
34. 自由時報／即時新聞／綜合報導：錯誤示範？美副總統彭斯視察醫院 全場就他沒戴口罩，2020-04-29 08：09：14。
35. Jon Cohen： Fauci's straight talk, Science, 27 Mar 2020：Vol. 367, Issue 6485, p1414。
36. 吳映璠：屍水流出臭爆！紐約驚現數十屍體堆疊貨車廂，中時電子報，15：052020/04/30。
37. 朱雲漢：「美國隊長」失蹤？更弱更孤立，美國超級大國地位難保，天下雜誌 697 期，2020-05-04。
38. 馮英志： 無奈！川普這一新決定 紐時感嘆：病毒就要贏了，中時電子報，1：102020/05/07。
39. 自由時報／即時新聞／綜合報導：川普開除「吹哨人」？布萊特：美防疫令人沮喪，2020-05-11 00：29：47。
40. MSN 新聞：川普兒子預言「新冠病毒 11 月後會消失」 暗黑理由曝光，20200518。
41. 聯合報／轉角國際：川普的神農氏暴走！美國大錯愕，總統冒生命危險「親自吃奎寧」，2020/05/19。
42. James Glanz and Campbell Robertson： Lockdown Delays Cost at Least 36,000 Lives, Data Show，New York Times，May 20, 2020Updated 9：14 p.m. ET。
43. 陳韻涵：全球最高！美新冠死亡人數破10萬 解封恐引爆第二波疫情，聯合報，2020-05-29 00：22。
44. 高德順、康彰榮、賴瑩綺：川普宣布終止美國與 WHO 關係 再斥陸隱瞞疫情害數十萬人喪命，中時電子報，04：442020/05/30。
45. 維基百科：喬治‧佛洛伊德，本頁面最後修訂於 2020 年 6 月 3 日 （星期三）01：11。
46. 馮英志：讓陸撿槍！CNN：川普應對示威 毀了挺港力道，中時電子報，07：002020/06/03。
47. 愛麗絲‧庫迪（Alice Cuddy）：喬治‧佛洛伊德事件：抗議發生的五大社會背景，BBC，2020 年 6 月 5 日。

48. 馮英志：川普完了？支持新疆集中營、對台承諾反感…波頓爆猛料一籮筐，中時電子報，09：312020/06/18。

49. 馮英志：反駁川普！CDC 主管：美被病毒打到下跪 防疫成效恐歸零，中時電子報，11：102020/06/24。

50. Coronavirus Live Updates： U.S. Reaches 50,000 Daily Cases for the First Time，New York Times, July 2, 2020, 8：44 p.m. ET。

51. 吳美觀：戴口罩不只保命！專家爆「救經濟」效果驚人，中時電子報，10：582020/07/01。

52. 馮英志：態度大翻轉！川普大讚戴口罩 CNN：被一關鍵所逼，中時電子報，07：102020/07/03。

53. 吳映璠：沒有最慘只有更慘！美單日確診破 7 萬創紀錄，中時電子報，11：342020/07/12。

54. 鄭餘蓉：不信邪！30 歲男參加病毒趴後染疫 死前懺悔：我犯錯了，TVBS，2020/07/13 13：15。

55. 馮英志：現在才想認真防疫 美國會女王嗆：新冠應叫川普病毒，中時電子報，17：122020/07/22。

56. 馮英志：川普救經濟與防疫全潰敗 紐時作家：這「邪教」害的，中時新聞網，12：412020/07/29。

57. 馮英志：仍恨口罩？川普轉傳「沒人需要戴口罩」影片 下場糗了，中時新聞網，10：582020/07/29。

58. President Trump rebuked the C.D.C. chief for praising masks and for saying that a virus vaccine was unlikely to be widely available before mid-2021，New York Times, Wednesday, September 16, 2020 6：35 PM EST。

59. 郭宣含：破創刊 175 年慣例！「科學美國人」雜誌挺拜登 批川普無視科學，聯合新聞網,2020 年 9 月 17 日 上午 6：55。

60. 蔡鵬如：美確診逾 500 萬 每 66 人有 1 人染疫，中時電子報，04：102020/08/10。

61. 蘋果新聞網》彙整全球疫情，2020/08/10。

62. 馮英志：佛奇遭打冷宮？川普特聘白宮新防疫專家 稱「多少人確診不重要」，中時新聞網，07：002020/08/14。

63. 自由時報 / 即時新聞 / 綜合報導：死亡人數超過 17 萬 武漢肺炎成美國第三大死因，2020-08-18 11：12：39。

陸、沙文主義亂白宮 「自私邪教」難平疫

64. 自由時報 / 即時新聞 / 綜合報導：台灣真的幸福！醫驚爆：美國醫療人員都被要求寫遺囑，2020-08-25 23：25：33。

65. 自由時報 / 財經頻道 / 綜合報導：疫情衝擊經濟 調查：近14%美國人已耗盡應急儲蓄，2020/09/02 12：10。

66. Fed Will Keep Rates Unchanged Until at Least 2023： Live Updates，New York Times, Sept. 16, 2020, 5：35 p.m. ET。

67. 黃奕慈：美總統大選「十月驚奇」有哪些？陸媒推演川普陰謀論，新頭殼newtalk，2020.09.29｜14：25。

68. 馮英志：死20萬安啦！川普：新冠沒影響任何人 台下鐵粉狂噓爆口罩令，中時新聞網，10：282020/09/23。

69. 吳映璠：川普染新冠還搭車給驚喜 醫師火大開罵，中時新聞網，08：272020/10/05。

70. 澳門日報：小特朗普：父親瘋了，2020年10月7日星期三。

71. 蘇益仁：川普新冠肺炎治療再現10月驚奇，蘋果新聞，2020/10/07 03：00。

72. 田思怡 / 即時報導：史丹福研究：川普18場造勢活動造成逾3萬人染疫，聯合報，2020-11-01 10：51。

柒．貧病交加非虛言——
能斷疫病制機先

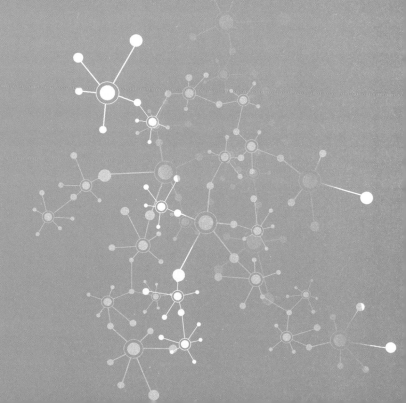

「不遵守 21 天禁足，全國會倒退 21 年」

　　2020 年 3 月 19 日，在中共嚴控下，大陸疫情逐漸減緩，歐美地區開始延燒，全世界人口第二多的國家印度，只有 137 確診病例、3 死。印度最高醫學機構「印度醫學研究理事會」（Indian Council of Medical Research）宣布正在加速檢測能力，總幹事巴爾格娃（Balram Bhargava）也堅稱目前「沒有證據」顯示新冠病毒在印度有社區傳播現象。但是「印度醫學研究理事會」病毒學高級研究中心前主管雅各布（Dr. T. Jacob John）透露：「它們不了解，疫情恐像雪崩式的爆發，雪球將越滾越大」。最受矚目的是馬哈拉施特拉邦（Maharashtra），不僅是金融重鎮孟買的所在地，也是擠滿貧民窟與低收入戶、人口高度密集地區。已經傳出 39 人遭新冠病毒感染，當地政府雖然於 16 日起封城，關閉公共場

所、要求公務員與一般公司確保其半數員工在家上班。但是，前景不樂觀。[1]

印度防疫的最大挑戰是每一平方公里必須擠 420 人在裡面一起生活，而大陸僅為 148 人。印度公共衛生基金會主席、哈佛公共衛生學院兼任教授的瑞迪（Dr K. Srinath Reddy）表示，相較於南韓有能力測試無症狀的人民，印度的人口讓檢測極度困難。擠滿了貧民窟與低收入戶的都會，其艱難的生活條件也不可能要求其保持社交距離。[1]

印度總理莫迪已經嗅出不對勁，3 月 24 日發表電視演說，宣布從 25 日凌晨起，全國民眾禁足 21 天。莫迪說：「從總理到每個村的每位民眾，都要嚴格遵守保持社交距離的原則。全面禁止踏出家門。」他說：「根據衛生專家的研究，需要 21 天才能阻斷新冠肺炎傳播。如果我們不遵守 21 天禁足，全國會倒退 21 年。」[2]這話說得很重、很悲壯！也是非常有歷史性、關鍵性的宣言！

截至 3 月 25 日下午，印度的新冠病毒累計確診 536 例，其中十死。疫情仍屬和緩。但是人口多、空間小，與親戚同擠在一個房間裡生活，在印度極為常見，加上公共衛生系統匱乏、醫療資源分布不均，種種劣勢條件都讓印度可能成為病毒社區傳染的溫床。因此選擇於疫情爆發早期，執行全球規模最大的防疫封鎖令，或許不失為防堵病毒的有效手段。但如同一名工地臨時工向 BBC 說的：「我一天就賺 600 盧比（約新台幣 240 元）而已，但我有五個人要養啊 …… 我知道病毒有多危險，但我也不能眼睜睜地看著我的孩子挨餓。」3 病死前先餓死，應該是印度低收入戶最恐懼不安的事。

　　不少貧民突然失去收入，沒錢購買食物，為了活命，他們只好無視禁令，到垃圾山尋找食物活命。有人坦言，不管怎樣都會死，不是因為新冠肺炎病死，就是餓死。就現時情況而言，最好還是回村莊，至少還有親人可以體面地埋葬我們。不過，徒步回家也有風險，一名 39 歲男子因太疲倦而身亡，也有 4 人在途中被卡車撞倒。4 一名 12 歲名叫 Jamlo Makdam 的女童工為了返家，從 4 月 15 日開始徒步上路，走

了 100 多公里後，18 日因脫水及過度勞累死亡。根據同行的人指出，徒步過程中，Jamlo 幾乎沒有吃過一頓像樣的飯。[5]

截至 2020 年 4 月 6 日，印度已有超過 4,300 個確診病例，118 例死亡，原本就嚴重缺乏病床的印度面臨嚴重挑戰。美國在 2016 年每千人平均病床數為 2.8 個。在 2017 年，中國每千人平均病床數為 4.3 床，而印度僅有 0.5 床，大多集中在城市，而且各城邦之間差異很大。因全國封鎖而暫時營運的印度鐵路公司，憑藉它們在全印度經營 125 間醫院的經驗，將兩萬個車廂改造成移動式病床，收治新冠肺炎病患，紓解醫療體系的沈重壓力。[6] 這也不失為一項優良創舉。

印度疫情雖然吃緊，也不惜以海空疏運的方式，從世界各地接回因疫情受困的百萬印度移工。這項計畫是以七天為期，自 5 月 7 日開始派出撤僑客機與海軍戰艦，打算從全球 13 個國家地區撤回「滯外國民」。根據規劃，印度將派出 14 艘海軍戰艦，分別開往馬爾地夫與阿拉伯聯合大公國接運僑民。在此同時，因防疫處於「航空鎖國」狀態的印度，也

將向英國、美國、菲律賓、新加坡，以及海灣阿拉伯國家派出大批撤僑專機，希望以每天至少十架次、一日回運 2,500 人次的速度，於一個星期內完成至少 15,000 人返國的任務。這項被視為「百萬移工的現代版出埃及記」，立意雖良善，但是粥少僧多，受惠者仍有限，故被批評到底「是救急不救窮？還是撤僑也得分『階級』？」7

疫情燒不停的印度，2020 年 7 月初孟買政府機構與醫療單位合作，在孟買隨機採檢了 6,900 位民眾，其中高達 57% 的貧民窟居民都驗出了新冠病毒抗體，但是非貧民窟居民的感染率僅有 16%。貧民窟居住空間極為擁擠，也缺乏自來水與汙水系統，數十人才能共用一間廁所，何況貧民窟的居民多數從事低薪的勞力密集工作，即令生病也很難停工，這些都助長新冠肺炎的爆衝，到 7 月 29 日累積確診案例一口氣突破 153 萬人。不過，相對於高感染率，印度的新冠肺炎患者死亡率確實偏低，平均每十萬人僅約 2.47 人死亡，美國與英國分別是每十萬人就有 45.24 人與 68.95 人死亡，主因可能是印度染疫的年輕人口比率高，拉低了死亡率。8

到 8 月 23 日，印度新冠肺炎病例突破 300 萬大關，新增確診者每天近七萬人，很多專家都說，實際疫情規模恐怕更大。9 很諷刺的是，競爭激烈的印度大學入學考試，最熱門的兩項 JEE 與 NEET，因疫情多次推遲後，終於在 9 月初登場，但是，這時候每日新增確診達七萬～八萬例。JEE 全名是「聯合入學考試」（Joint Entrance Examination），主要針對印度最熱門的理工科目，也是申請進入印度最高學府「印度理工學院」（ITT）的主要管道。而 NEET（National Eligibility-cum-Entrance Test）則是同樣極受歡迎的醫學院入學考試。印度有一部知名電影《三個傻瓜》，主角即就讀 ITT。所以有媒體寫道：「瘟疫折騰三個傻瓜，印度學生則是賭命考試。」10

　　路透社報導，自 8 月初以來，印度單日新增確診病例一直高居全球之冠，連續多日超過九萬人。9 月 17 日達到單日最高峰 97,894 人，至 9 月 20 日累計染疫人數為全球第二多，飆至 540 萬，僅次於美國的 670 萬人。其中 86,752 人不治，死亡率為 1.6%。11

很奇蹟似的，此後一路下滑，至 2020 年 12 月 1 日，單日 31,118 人，為尖峰時的 1/3。累積 950 萬人，死亡 13.8 萬人，死亡率再降至 1.45%。

貧病交加非虛言，
先聲奪人未必佳

　　除了印度，菲律賓和印尼是亞洲累計確診病例第二及第三多的國家，至 2020 年 10 月 8 日止，分別是 33 萬人及 31.8 萬人。印尼自從首例確診至 9 月 22 日，共 9,837 人染疫死亡，包括印尼醫師協會宣布的 117 名醫師。印尼護理協會也表示，全國至少有 3 千名護理人員感染新冠肺炎，85 名護理師因此去世 12，顯見印尼醫護人員折損率高。菲律賓可能也一樣慘，因為 2020 年 4 月 17 日時，菲律賓新冠肺炎確診達 5,878 例，醫護人員 766 人感染，約占確診病例 13%。其中 387 人不治，包括 22 名菲國醫護人員。防護裝備不足，加上對旅遊史和接觸史未據實報告，顯然是主因。13

　　根據台大教授陳秀熙於 2020 年 10 月 14 日說明會中指

出，印尼因疫情不斷，經濟退回十年前水準，超過 500 萬人民陷入貧窮狀態，每天靠台幣 30 元過活。為了振興旅遊，印尼政府在 10 月 7 日～ 11 月 27 日在峇里島實施旅遊實驗計畫。振興也許有限，但是疫情一路上飆，至 2020 年 11 月 29 日，單日新增 6,267 人，一週內 3 度創下新高紀錄，印尼累積統計確診人數達 53 萬 4,266 例，16,815 人死，成為東南亞確診病例和死亡人數最高的國家。包含西爪哇省首府 Bandung、Bogor 在內已有多市醫院「滿床」，醫療資源瀕臨崩潰。14

上面數字也許只是冰山一角，有一項和台灣相關的數字，很能反映國人切身問題及印尼疫情嚴重性。2020 年 11 月 30 日台灣暴增 24 例境外移入新冠肺炎病例，其中 20 例為印尼移工，而至當時確診外籍移工 107 人，印尼就占 83 人，另外 24 人來自菲律賓。指揮中心指出印尼移工訓練場所防疫沒落實，出具檢驗報告與事實有落差，而逾 7 成印尼移工會進入一般家庭，並接觸抵抗力較弱民眾，恐對國家疫情控制不利，所以宣布自 12 月 4 日起，全面暫停引進印尼移工

來台兩週，再視疫情評估每週入境人數減半。[15]

2020 年 12 月 1 日，菲律賓累積病例總數達 43.3 萬人，僅次於印尼，死亡 8,418 人，死亡率為 1.9%。其他國家像馬來西亞 67,000 人，新加坡 58,000 人，數字雖然不高，但是以新加坡 2019 年人口 570 萬換算，單位人口染疫比例，竟然超過印尼及菲律賓，主要對住在宿舍移工的管理不善，讓它在 2020 年 7 月 26 日，就破五萬大關！[16]

最奇特的國家當屬緬甸，緬甸人口有 5,400 多萬人，2018 年平均國民所得 1,300 多美元，屬於中下收入組，只有印尼及菲律賓 3,300 多美元的一半。緬甸是中國西南方的重要鄰國，與中國共同擁有超過 2,100 公里的邊界線。在武漢爆發肺炎很短時間內，疫情不僅立即籠罩中國，也使得包括新加坡、泰國、馬來西亞、越南等在內的多個東南亞國家也捲入疫情風暴。但是，和中國交往最密切的緬甸，直到 2020 年 3 月 23 日，緬甸衛生部宣布出現二名由美國與英國入境的緬籍確診患者，才神奇地打破零確診的紀錄。[17]

但是疫情沒有那麼簡單放過緬甸，雖然直到八月中之前，緬甸只有零星個案報導，但是背後原因不單純，根據WHO 的統計，自 2001 年至 2011 年的十年間，緬甸政府的醫療相關支出僅佔國內生產毛額（GDP）的 2.0% 至 2.4%，雖然 2015 年～ 2016 年的醫療經費佔比已經成長至 3.5%，約 5.92 億美元，仍然是東南亞國家最低的。其衍生結果是緬甸在疫發初期並無能力檢測新冠病毒，所有樣本需送到泰國或香港檢測，約一週才能得到結果。在此情況下，疫情真實性受到懷疑。18

　　更甚囂塵上的是，多數國家先受新冠病毒之害，接著經濟大受影響。在新冠疫病席捲全球的初期，緬甸似乎置身事外。但是，太過倚重中國的經濟，在大陸封城鎖國的瞬間，立刻受到影響。

　　以貢獻緬甸 GDP 達 16% 的觀光旅遊產業為例，就可以感受到中國遊客量急劇下滑的衝擊。從昆明出發直飛瓦城曼德勒的航班，提供了方便的交通，也因此曼德勒成為中國遊

客最愛到訪的緬甸城市之一。當地重要聖地瑪哈木尼佛寺（Mahamuni Buddha Temple）自 1 月後每日的訪客數量幾近腰斬，雖然仍有西方遊客，但中國旅客的缺席，讓寺廟的觀光收入銳減近 40%。其次，包括成衣在內的製造業，也一家又一家關閉，因為緬甸成衣廠用以加工的布料，有九成仰賴中國供應，自從武漢疫情後，中國的布料供應就逐漸減少，沒布可剪、可縫。就算仍在營運中的廠家，也陸續資遣員工、實施無薪假或是減薪。當然，過往和中國邊境異常活躍的貿易，也一下子面臨前所未有的蕭條。[17] 而從名聞遐邇的緬甸玉，所衍生出來的「玉石珠寶展」，自 1964 年開辦迄今，已發展成為緬甸主要的年度盛事。原訂 2020 年 3 月在首都奈比都舉辦的第 57 屆展覽，也因最大買家的中國人與香港人無法前往緬甸，而宣佈延期。[18]

緬甸在 2020 年 8 月 16 日全國僅有 374 確診，但到 10 月 19 日，短短兩個月，就累計 36,025 人確診、880 人死亡，膨脹了十倍之多，可見緬甸疫情嚴重性，和前段的表現不可同日而語。緬甸的第二波疫情，讓已經封城的仰光變成了鬼

城，經濟活動大受影響。但是，讓外人難以想像的是，雖然許多選民關心疫情更甚於選舉，但對翁山蘇姬的數百萬支持者來說，讓暱稱「蘇媽媽」（Mother Suu）贏得選舉更為重要。儘管專家警告如果沒有做好防疫準備，「死亡將近在咫尺」。不過翁山蘇姬堅持不改投票日，依然呼應她的支持者，強調舉辦選舉比防疫還要重要。19 到 12 月 7 日緬甸衛生和體育部發佈的資料顯示，累計確診突破 10 萬例。在東南亞國家中，幾乎是最嚴重的。

相對於緬甸，其他鄰近國家的表現就好多了。至 2020年 12 月 2 日統計，人口 6,600 多萬名、2018 年平均國民所得 6,600 美元的泰國，4,039 人確診，死亡 60 人；人口 1,500多萬名、平均國民所得 1,380 美元的柬埔寨，確診 331 人，死亡 0 人；人口 724 萬人、國民所得 2,460 美元的寮國，確診 39 人，死亡也是 0 人。

吾人常言貧病交加，看到印度、印尼、緬甸的例子，實非虛言！不過，「能斷疫病制機先」也是事實，除了泰國、

柬埔寨和寮國的防疫表現，值得稱許，下面列舉的越南，更是防疫最佳典範之一！

曾經 SARS 不畏戰，
能斷疫病制機先

　　全國人口 9,700 萬人的越南，論國民所得，在亞洲排名不高。從世界銀行所提供 2018 年平均每人國民所得（per capita GDP）顯示，越南為 2,400 美元，印尼是 3,840 美元，菲律賓 3,830 美元，而印度是 2,020 美元。就人均國民所得言，這幾個國家都屬於中下收入組的一員，越南比印尼和菲律賓差上一千多美元，比印度稍微好一點。論新冠肺炎的防疫表現，越南遠遠超過這三個國家！

　　越南每一萬人中僅有八名醫師，而 2018 年台灣平均每萬人口執業醫師數（包含西醫師、牙醫師、中醫師）有 29 人，其中，西醫師 20 人。越南醫療體系的健全度比不上許多亞洲國家，但是，SARS 的教訓，讓他們和台灣一樣，懂

得超前佈署！在武漢爆發疫情初期，中國還不願承認病毒會人傳人時，越南政府就採取果斷行動，從 1 月初起，便對從武漢抵達越南的旅客量體溫。1 月 23 日，越南通報首兩起確診病例，隔日就當機立斷中止所有往返武漢的航班。當越南民眾正沉浸在農曆新年的歡樂氣氛時，越南總理阮春福（Nguyen Xuan Phuc）在越南共產黨（越共）會議上表示，病毒不久之後就影響到越南，「對抗這種流行病就等於上戰場殺敵。」[20]

2020 年 2 月 12 日，當時越南境內僅有十例確診，政府就下令封鎖河內附近人口一萬多人的城鎮，原定於 2 月開學的各級學校皆勒令停課。越南政府的接觸者追蹤（contact-tracing）工作同樣嚴厲，可以追蹤到感染者第四級接觸鏈。直接接觸患者將被送往政府的集中檢疫單位隔離，間接接觸者則被要求隔離或者限制他們的行動。越南政府設立了電話專線、網站及 APP，衛生當局也會定期向全民發送簡訊，以便人眾即時得知疫情最新資訊。更妙的是，國家職業安全及衛生研究院（VNNIOSH）2 月下旬與人氣歌手阮明

姮（Nguyễn Minh Hằng，藝名 MIN）和黎忠晟（Lê Trung Thành，藝名 Eric）推出「洗手歌」《嫉妒的新冠病毒》（Ghen Cô Vy），立刻掀起熱潮，至 2020 年五月底在全球影音網站已累計超過 4,800 萬次觀看數。[20]

越南政府劍及履及，根據 2020 年 6 月 11 日《遠見雜誌》的報導，當時越南確診數才 330 餘人，等於每百萬人確診僅三人，並且 0 死亡，令它國讚歎。哈佛大學的專家陶德波拉克（Todd Pollack）博士表示：「當國家要處理這類未知的潛在病毒時，最好的方針就是『反應過度』」，而不是用輕忽的態度面對，而越南就是「反應過度」的代表。除了前述措施，還包括所有民眾都不得出國，而且就算是自己國人也不得返國的最強硬旅行限制。並嚴密監測、關閉和中國的所有邊境路線，加強危險地區的病毒篩檢。從 3 月中開始，將所有進入越南的人與可能接觸確診患者，全部送往集中隔離檢疫 14 天，大部分的費用都由政府負擔。[21]

峴港在 7 月 25 日爆發新一波疫情，導致越南不到一個

月時間新增 525 例確診病例。到 8 月 20 日，根據越通社報導，越南全國共有 1,007 人染疫，但是共有超過八萬人接受隔離檢疫，其中 1,887 人在醫院接受集中隔離；20,294 人在其他隔離區接受集中隔離；60,981 人居家隔離或在居住地隔離。[22] 之後 87 天，沒有本土病例，直到一名空服員 11 月 14 日返國，被送到越南航空的隔離場所隔離五天，經二度採檢為陰性後，便返家自主隔離。期間曾與母親及 2 名友人密切接觸，其中包括一名同住的英文老師。這名空服員 11 月 28 日確診，接著同住的英文老師也確診，成為相隔近三個月後，再度發生的本土病例。[23] 之後，又新增兩例本土病例：一歲男孩和 28 歲女學生，皆曾與英文教師接觸過。越南總理阮春福表現出壯士斷腕的決心，下令除了救援航班可以繼續飛行，以便將越南國民從國外帶回，即刻暫停國際商業航班，並指示胡志明市政府迅速追蹤並隔離與確診者接觸過的所有人。當地政府已也因此隔離了 513 人。[24] 同時，為避免疫情擴大，當局還要求逾十萬名大學生停課在家。患者所到之處的周邊學校，也已擬定線上授課計畫戒備。[25]

無獨有偶地，台灣固守 253 天無本土病例的防疫紀錄，也被長榮航空紐西蘭籍男性機長破了功。該機長在 2020 年 11 月 29 日～ 12 月 4 日飛美國航線，入境居家檢疫三天後，與我國籍卅多歲女性密切互動，在大台北地區開車出遊、購物，以致該女染疫，成為台灣八個多月以來首例本土個案。該機長四天後再飛美國，咳嗽症狀明顯，未戴口罩，以至於另外兩位同行機師也確診。雖然該機長因疫調不實，遭重罰 30 萬元 26。兩個國家的防疫紀錄，都被機組人員撞破，可見跨國傳遞病毒的可怕。

　　越南這樣的積極防疫，不僅讓國民染疫致死率降到最低點，也和台灣一樣，屬於全球人均 GDP 呈現成長之四個經濟體名單之一，而且國際貨幣基金組織公布世界經濟展望報告，預測 2020 年越南經濟成長率可達 2.4%，2021 年更有望快速恢復，經濟成長率可達 6.5%。27 這樣的成就絕非偶然，可以用「曾經 SARS 不畏戰，能斷疫病制機先」來形容越南的防疫表現，下一節我們將進一步說分明。

痛無先烈厄巴尼，
泱泱世衛誤先機

　　2003 年的 SARS，對很多國家及人民，可以說是刻骨銘心的難堪經驗！源自於中國廣東省的 SARS，總共造成全球 8,096 人確診，774 人死亡，死亡率 9.56%。其中中國病例佔了 2 ／ 3，共 5,327 人確診，349 人死亡，死亡率 6.6%。香港其次，共 1,755 人確診，299 人死亡，死亡率高達 17.0%。臺灣第三，共 346 人確診，73 人死亡，死亡率竟然全球最高，達 21.1%，實在令人難堪。

　　越南確診數排第六，僅次於加拿大和新加坡，63 人確診，五人死亡，死亡率 7.9%，表現相當亮眼。歐美國家除了加拿大淪陷，造成 251 人確診，43 人死亡，死亡率 17.1%；法國有七人確診，一人死亡之外，其他國家都有人確診，卻

無人死亡。是否因此造成這些先進民主國家的人，低估新冠肺炎的威力，以至於漫不經心，傷亡慘重，有待進一步探討。

當時馬英九當台北市長，於 SARS 過後，在 2003 年 7 月 29 日～8 月 7 日期間，率領 27 人的團隊考察新加坡、香港、越南等地 SARS 防疫措施事宜，回國發表報告。28 由於新加坡和香港在這波新冠病毒感染再度淪陷，可以借鏡的部分有限。相形之下，越南實在值得學習。

報告中提到河內 SARS 群聚流行開始於 2003 年 2 月 23 日，一位由香港來的美籍台商，由於有發燒及乾咳現象，於 2 月 26 日住進越法醫院，3 月 5 日就造成越法醫院第一例院內感染 SARS 的病例出現，3 月 12 日臨床醫學熱帶病醫院開始收治越法醫院之 SARS 病患。接待馬市長團隊之 WHO 專員 Ms. Pascale Bruden 女士表示，越南抗 SARS 成功的因素，是因為河內很早就發現病例，並快速反應，也與 WHO 密切合作，以及越南整體特殊的社會主義背景等綜合因素，使得越南成為抗 SARS 最成功的國家。

前面提到的熱帶病院，不僅設備非常簡陋，也是唯一收治SARS病患卻沒有員工感染、無病患死亡、無社區感染的醫院，為WHO第一個宣布除疫的地區，也很自然地成為成功抗SARS之典範。這樣的SARS專責醫院，像極了台灣早期的省立醫院，無空調無冷氣，以最傳統開窗戶、吹電風扇的方式來對抗SARS。對重症患者不插管，也未給與抗病毒藥物，所有病患卻全部存活。馬市長一行人發表心得，認為開放通風為該院抗SARS成功最大特色，可作為國內發燒篩檢站、專責病房參考。28

　　Ms. Bruden特別提到越南抗疫成功，原因之一是與WHO密切合作，就不能不帶出為SARS犧牲的醫界先烈卡羅・厄巴尼醫生（Dr.Carlo Urbani）。林衡哲醫師在2003年6月29日信望愛全球資訊網中，有專文詳細介紹29，以下內容多摘錄自該篇文章。厄巴尼醫師是WHO專家中，專研寄生蟲學的醫師，病毒學並非他的本行。SARS發生時，他仍專研流行於越南湄公河一帶的血吸蟲以及流行於寮國與高棉的線蟲病和吸蟲病，也曾遠至馬爾地夫研究勾蟲病。

大概天性使然，當有麻煩的病人，出現在越南河內的法國醫院時，WHO的同仁會馬上想到叫厄巴尼醫生來。前述來自於香港的美籍台商陳先生，在2003年3月23日，和來自於廣州中山醫科大學醫院肺部專科醫生劉劍倫教授，一同住在香港京華國際酒店。後者後來呼吸困難，3月4日就過世了。陳姓台商到河內不久，於2月26日病倒，有肺炎與發燒、乾咳症狀。厄巴尼醫師在2月26日看到病人，馬上就意識到，這是會高度感染的嚴重傳染病，因此他立刻建議用嚴格的隔離程序，像雙層的制服、特製的口罩等，在貧窮的越南這些東西都是不常用的。

　　厄巴尼的好友，也是寄生蟲學專家的帕爾默醫師（Kevin L. Palmer）還記得厄巴尼告訴他說：「我剛去了一家充滿了護士在哭喊的醫院，大家都在驚恐中哭叫著，我也不知道是什麼病，但絕對不是普通的感冒。」3月9日厄巴尼醫師與2月26日派駐越南的主任布魯頓醫師（Pascale Brudon）和越南衛生部官員會談了四小時，設法向官方解釋此病的危險，必須把病人隔離起來。因為有數十位醫院的工作人員生

病，因此 3 月 11 日，河內法國醫院宣佈關閉起來，不久其他的大醫院也做了嚴格的管控措施。厄巴尼醫師的快動作，使越南避免爆發性感染，同時也因為透過他的警告，在 3 月 12 日 WHO 正式向全世界發出 SARS 的警訊。

3 月 11 日，厄巴尼醫師到曼谷去參加一項幫助學童治療寄生蟲的會議時，他開始感覺自己發燒，非常憔悴。在曼谷住院期間，他了解自己的病情並不樂觀，帕爾默醫師說：「我跟他聊了二次，那時厄巴尼醫師告訴他說：『我很害怕』，一向樂觀的他，我第一次聽到他內心的恐懼。」病情一路惡化，他告訴他太太：「帶著我們的孩子回義大利的故鄉卡司特爾普拉尼歐（Castelplanio）吧！因為這裡是我的終點。」但是他太太送走了孩子後，又飛回曼谷來看他。當她抵達醫院時，厄巴尼醫師已經在隔離病房。在最後的清醒時刻，厄巴尼醫師要求死後把他的肺奉獻出來做科學的研究。他在 3 月 29 日去世在異鄉的泰國。29

厄巴尼醫師的犧牲，令人惋惜，但是他及時警告 WHO

及世人 SARS 的嚴重性，使得 2003 年 SARS 與 2020 年新冠肺炎對全球人類的影響，有天壤之別！前面章節提過 2020 年 2 月世衛助理總幹事布魯斯·艾爾沃德（Bruce Aylward）到過武漢，卻沒有去過任何疫情燒得正旺的醫院，也就是他口中的「髒區」（dirty areas），讓世人無法窺見武漢疫情全貌，錯失防疫良機，著實令人不禁要擲筆三嘆！沒人希望再犧牲一名 WHO 的醫師，但是艾爾沃德和世界衛生組織總幹事譚德塞的離譜行徑，是否拖累世人下水遭殃，絕對有必要澄清！

【第七章參考文獻、報導】

1. 馮英志：未爆彈！歐美疫情還沒完…這一大國被點名恐大爆發，中時電子報，07：002020/03/19。
2. 李京倫：印度總理宣布全國禁足 21 天 「否則國家倒退 21 年」，聯合報，2020-03-24 23：08。
3. 聯合報 / 轉角國際：病死前先餓死？印度「全國封城 13 億人」的低端人口焦慮，2020/03/25。
4. 頭條日報：封城令下頓失收入 印度數百萬貧民垃圾堆中找食物，hd.stheadline.com > news > realtime > 即時 - 國際 - 封城令 ... ，2020-04-14 15：16。
5. 張逸飛：印度全國封鎖 12 歲女童徒步 100 公里回家脫水死亡，新頭殼 newtalk，2020.04.22｜14：30。
6. 廖綉玉：火車變醫院！印度病床嚴重短缺 改造 2 萬車廂收治病患，風傳媒，2020/04/06。
7. 聯合報 / 轉角國際：印度啟動「世界撤僑大空運」：百萬移工的現代版出埃及記？ 2020/05/06。
8. 王穎芝：印度疫情暴衝！兩周內確診 50 萬人 研究揭「孟買貧民窟 57% 人口染疫」，風傳媒 / 國際中心，2020-07-30 19：00。
9. 聯合報：印度新冠肺炎病例 23 日突破 300 萬大關新增確診者近 7 萬人，2020/08/24 10：05。
10. 聯合報 / 轉角國際：瘟疫折騰三個傻瓜：印度大學聯考「賭命開考」的病毒大爆炸爭議，2020/09/04。
11. 聯合報 / 中央社 / 孟買綜合外電報導：印度疫情發燒日增 9.2 萬人染疫 確診數飆至 540 萬，2020-09-20 13：57。
12. 李靖棠：新冠肺炎：至少 3000 名護理師染疫印尼憂國內醫療系統崩潰，上報，2020 年 09 月 22 日 17：15：00。
13. 中央社 / 馬尼拉專電：缺防護裝備加病患隱瞞 菲律賓 766 名醫護確診，2020-04-17 20：54。
14. 寰宇新聞網 / 綜合報導：印尼新冠肺炎疫情東南亞居首，部分地區醫療系統已近崩潰，2020/11/30 16：24。
15. 林惠琴、楊媛婷 / 台北報導：單日移入病例 暴增 20 例 // 印尼移工 12/4 起 暫停引進 2 週，自由時報，2020/12/01 05：30。

16. 陳韋廷／即時報導新加坡：破五萬大關！新加坡增481人確診，累計5萬369例，聯合報，2020-07-26 16：03。
17. 易品安（緬甸工作者）：親中的經濟苦果浮現：零確診破功前，緬甸政府的考驗早開始，報導者 The Reporter，2020/4/1。
18. 司徒宇：緬甸零確診的背後：新冠肺炎的負面影響，《自由評論網》專欄轉載，2020 年 10 月 29 日。
19. 李忠謙：《緬甸大選11月登場》翁山蘇姬堅持「投票比防疫重要」，公衛專家警告：不可大意，死神近在咫尺，風傳媒 The Storm Media，2020-10-19 20：20。
20. 鍾巧庭：人口 9700 萬、確診數比台灣還少！被全世界忽略的抗疫模範生：越南怎麼做到「零死亡」紀錄？風傳媒 (The Storm Media)，2020-05-31 16：00。
21. 魯皓平：超低確診又零死亡！越南完美防疫是如何辦到？除了台灣，越南的表現也是模範生。健康遠見，2020-06-12，轉載自 2020.6.11《遠見雜誌》網站。
22. 聯合報／中央社／河內：越南新增 14 人感染新冠肺炎 累計確診數破千，2020-08-20 21：56。
23. 陳家倫／中央社／河內：越南 87 天零本土病例中斷 胡志明市 1 教師確診，2020/12/01 09：11。
24. 自由時報／即時新聞／綜合報導：越南再增本土病例 總理下令暫停國際商業航班，2020/12/02 06：24。
25. 自由時報／即時新聞／綜合報導：空姐違反居檢規定趴趴走害友人確診 連累 10 萬大學生停課，2020/12/03 14：37。
26. 陳婕翎、黃惠群：紐西蘭機長致台女染疫 隔 253 天再爆本土病例，聯合報，2020-12-23 01：29。
27. 經濟部／駐越南台北經濟文化辦事處經濟組：國際貨幣基金組織預測 2020 年越南經濟成長率可達 2.4%，2020/11/27。
28. 馬英九市長等二十七人：考察新加坡、香港、越南等地 SARS 防疫措施事宜，2003/9/25。rdnet.taipei.gov.tw> doc > 930319-doc-testproj-721620。
29. 林衡哲：為 SARS 犧牲的醫界先烈卡羅‧厄巴尼醫生（上、下），信望愛全球資訊網，www.fhl.net > main > sars > sars4，2003.06.29 & 2003.07.06。

捌．浪花淘盡自由夢——
病毒封城日月長

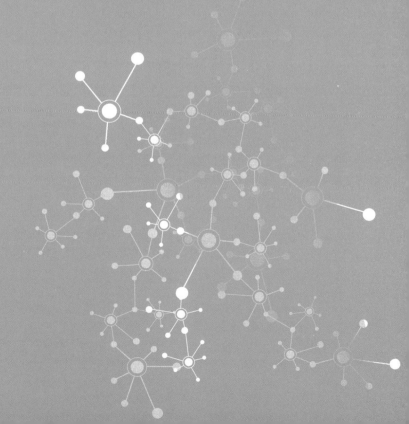

迎來「中世紀黑死病」，
再變身「香蕉共和國」

　　2020 年 11 月 24 日，正當新冠病毒節節進逼，西方國家節節敗退之時，德國《商報》在社評提出尖銳的評論《新冠疫情加速中國崛起，歐美必須共同抵禦》。文中批判防疫工作失敗是大家共同造成的，單靠勸導一般民眾減少人際接觸、佩戴口罩、取消派對慶典等暫時性的限制措施，顯然在西方國家失效，其結果是防疫措施不得不變得更加強硬、時間更久、代價更高！評論指出，儘管咄咄逼人的專制中國被不少鄰國視作威脅，北京依然成功地和亞太周邊眾多國家達成大型自由貿易協定，並釋放出一個很有警示性的訊號：「原先主導國際秩序的大國已經癱瘓，現在輪到我們了。」1

　　以「佛系防疫」聞名的瑞典，在鄰國都積極防疫的春天，

還希望藉由國民個人自行當責，讓酒吧、餐館、美容院和學校照常開放，以追求群體免疫的方式來因應疫情。結果全國上半年登記的死亡人數達 51,405 人，創下瑞典自 1869 年大饑荒以來，1～6 月的最高紀錄。2 直接因新冠病毒感染的死亡人數破 5,800 人，死亡率遠高於鄰近國家。反觀人口只有瑞典一半的挪威，至 6 月底僅 264 名患者死亡。瑞典政府原盤算佛系抗疫比較不想影響經濟，但是鎖國的芬蘭第二季經濟表現比瑞典好。另外，相對於挪威 GDP 下跌 5%，瑞典下跌更深至 8.6%。3 民主自由當然要付出代價，瑞典還不一定是最慘的。

石齊平在「齊評天下」提到 1992 年李光耀在香港大學演講，於回應港督彭定康提問時，絲毫不留情面地說：「我從不相信民主會帶來進步（台下哄然），因為民主只會帶來退步」，他舉了好些例子說：「我年復一年看到這種情況發生」。李光耀大概沒想到，今天的美國又可以給他一個更好的例子。4 石齊平繼續舉美籍日裔學者哈佛大學教授福山（Francis Fukuyama）的例子說，福山曾因高度頌揚美國體

制，撰寫成名之作《歷史的終結》而揚名。但是福山在 2020 年 7 月美國《外交事務》上發文，針對美國在新冠疫情的表現，指出美國最大的不幸是「當危機來襲時，歷史上最無能也最分裂的領導人掌管了這個國家。」4

美國疫情的失控與悲慘，在第六章已經概述，悲情在年底踏上高峰。2020 年 11 月 10 日，拜登確定勝選後，單日確診數破 20 萬，首次住院人數也超過六萬人，雙雙創疫情以來新高。當時，拜登的疫情顧問歐斯特荷姆（Michael Osterholm）示警，接下來三～四個月，美國將進入「新冠地獄」。5

2020 年 11 月 18 日美國新冠肺炎死亡人數突破 25 萬人，每分鐘就至少有一人喪命，疫情嚴峻的德州艾爾帕索（El Paso）還得動用十台冷藏貨車充當行動停屍間，讓囚犯充當屍體搬運工。6 在這當口，川普的兩個兒子都先後確診，長子小唐納川普在先前接受《福斯新聞》專訪時表示，他曾查看美國疾病管制與預防中心數據，發現「為什麼他們不討論

死亡數呢」，「那是因為那數字『真的沒什麼』，因為我們已經控制了死亡人數」7，真的是典型的「朱門酒肉臭，路有凍死骨」！

在感恩節過後，還不到聖誕節，單日新增確診一舉飆破40 萬，以近一倍增幅刷新全球單日最高紀錄。8 路透社分析的數據顯示，美國前 500 萬病例花費 200 天達成，500 萬～1,000 萬例僅花了 93 天，1,000 萬～ 1,500 萬例則花了 31 天，而 1,500 萬～ 2,000 萬例更只花了 25 天。光加州就有 228 萬人確診，其次是德州 176 萬例、佛州 132 萬例。9

我的一位大學同班同學在洛杉磯執業，於 2020 年 12月 31 日在同學 LINE 群組中，報導南加州的慘狀。他說 12月 30 日南加州著名的醫學中心美以美醫院，全院共有 110 Covid-19 病人，而 Huntington Memorial Med Center 是 210 人。病人如果超過 80 歲，且多系統疾病纏身，一旦心肺停止，將不會呼叫 Code Blue（台灣稱為 999）急救，因為已經沒有加護病床接受更多病患。他還說南加美以美醫院急診處有兩

個病人，一為腦出血、另一為心臟病，因為沒有加護病房接納，所以沒辦法進一步做侵襲性處置，就在急診室外的救護車裡去世。他感嘆這真是「加州歷史的中世紀黑死病 2.0。」還好言勸告住在加州的長輩們千萬不要染病，否則後果不堪設想。

據陳美霞解讀提摩希・史奈德（Timothy Snyder）近作，聯經出版社出版的《重病的美國：大疫情時代的關鍵四堂課，我們如何反思醫療、人權與自由》一書內容，顯示美國人口只占全世界人口的 4%，但是全國總醫療保健支出卻占全世界幾乎一半！在 2018 年，他們的醫療保健支出已經是 3.6 兆美元這樣的天文數字，但是仍有 2,800 多萬的美國人沒有醫療保險。美國的醫療體系是完全市場化的，是一種買賣關係，有錢人可以買到好的醫療商品，沒錢的人不但得不到想要的醫療，還可能因為支付極高的醫療費用而破產。醫療在美國是一項特權，不是人權。[10] 一語道盡美國醫療的「世態炎涼」！

拜登最能體認美國醫療的「塊肉餘生」，2020 年 11 月底，他接受美國全國廣播公司 NBC 專訪，強調美國將準備好再次領導全球。在天下雜誌轉載的文中，他特別提到小時候，父親為了生計而焦躁不安，輾轉難眠。因為「他剛換工作，失去了醫療保險，他不知道該怎麼辦。」拜登將心比心，「想想看，那些在深夜裡醒來，盯著天花板的人，他們心裡都想著，『老天保佑，千萬別出事，否則怎麼辦？』」11

　　頻頻出事的川普，不甘願只做一任總統，臨別秋波之際，鼓動川粉攻佔國會，造成美國國會自 1814 年以來首度淪陷。在 1814 年，英國在第二次美英戰爭，對美國發動大規模軍事行動，在 1814 年 8 月 24 日，英軍擊敗美軍，佔領首都華盛頓，焚燒全市的大型公共建築，包括國會大廈還有當時被稱作「總統官邸」的白宮。12 美英戰爭是美國為爭取獨立，不得已而付出的代價，但這次川粉攻佔國會，完全為遂川普所願，為其一己之私，讓美國付出慘痛的代價，不僅無謂地犧牲五人性命，其中包括一名員警，以及數十名警察受傷，國會內部的破壞，更難以估計。

川粉攻陷國會，讓全世界驚呆，包括英國首相強生、澳洲總理莫里森等向來和川普友好的國際領袖，都嚴厲譴責暴力行為。強生更痛批川粉行為「相當可恥」，呼籲美國和平轉移政權。13 共和黨籍前總統小布希（George W. Bush）發聲明評論這場「暴亂」時表示：「這是香蕉共和國才會發生的選舉爭議，不會發生在我們的民主共和國。」14「香蕉共和國」（Banana Republic）原指宏都拉斯、瓜地馬拉等經濟命脈在美國聯合果品公司（United Fruit Company）和標準果品公司（Standard Fruit Company）控制下的中美洲國家。這些國家通常依賴出口香蕉、可可、咖啡等經濟作物作為生存命脈。其政治及經濟體系的運作，常遭人批判，所以「香蕉共和國」泛指那些擁有廣泛貪污、腐敗和有強大外國勢力介入及間接支配國家之貶稱 15，小布希含蓄地用在美國，可見一斑。

　　更慘的是，川普支持者多數未戴口罩，在川粉攻佔國會之際，美國單日病故破四千例創新高的紀錄，單日新增確診再次飆破 25 萬 5,000 例大關，對已經病入膏肓的美國疫情，

再度雪上加霜。16

　　中世紀黑死病沒有擊垮歐洲人。病毒雖然像照妖鏡，照盡美國醫療的殘破不堪！但是，老天還是留一條生路給美國，相信新的拜登政府能收拾殘局，讓美國重新崛起！

囂張的三波疫情，
沖垮民主的試煉

在第五章，我們提到梅克爾曾說：「新冠病毒對民主是試煉和負擔」，她還說：「封城對人民自由設限，是她擔任總理以來最難做出的決定」。到 2020 年底，新冠病毒確診病例數前十名的國家，依序是美國、巴西、印度、俄羅斯、法國、英國、土耳其、義大利、西班牙、和德國。除了俄羅斯是從共產國家轉型為民選總統的國家，其他九國都是民主國家，其中歐洲國家包辦前十名的一半以上。曾經是防疫模範生，排名第十的德國，也高達 180 萬人確診，而且數字還在急遽攀升。理由很簡單，在第二波疫情剛起來的 2020 年 8 月底，各國才要祭出防疫措施，德國柏林、瑞士蘇黎世、倫敦、巴黎等城市出現反對防疫限制的示威，柏林約有 38,000 人上街抗議。倫敦特拉法加廣場千人示威抗議，許多人手持

標語，反對戴口罩，呼叫「口罩限制我的自由」。在確診病例大幅攀升的巴黎及蘇黎世，也有成百上千人聚集抗議戴口罩。[17]

　　到 2020 年 10 月中，短短九天歐洲就增加百萬例，通報的每天新增確診，已凌駕印度、巴西和美國的新增確診總和，歐洲再淪為疫情震央。[18]「不能逃！不能逃！不能逃！」面對新冠海嘯，法國總統馬克宏在 2020 年 10 月 28 日晚間緊急發表全國直播，宣布法國將再度因防疫進入「全境封鎖」，試圖緩和醫療系統面臨癱瘓。與此同時，德國總理梅克爾也宣布自 11 月 2 日開始，德國將進入「半封鎖」狀態。除了義大利還沒有頒布封鎖，西歐大陸已正式進入疫情來襲的第二波衝擊。不幸的是，歐洲各國的「防疫封鎖」明顯較春季的第一波疫情來得寬鬆，像是德、法兩國的高中以下學校仍正常開放，農場、工業製造活動也都如期工作。只有關閉餐飲、觀光為主的服務業，法國更進一步限制國內跨區與歐盟非必要的交通往來。[19]即令如此，大批巴黎人紛紛逃離這座大城，以避免晚上 9 點的宵禁，綿延不絕的車陣長達數百英

里，大家一心只想逃離當地。[20] 到 11 月 5 日，義大利也跟進封城。[21]

即令負責全球疫情的世衛組織日內瓦總部，自從 3 月出現兩人確診以來，截至 2020 年 11 月 16 日為止，已累計 65 人感染，至少包括一起群聚。[22] 總是給人冷靜形象的德國總理梅克爾，於 12 月 9 日在德國議會上發表了她執政 15 年來最為激動的一次演講。過程中，她雙手合十，甚至一度哽咽、聲淚俱下地呼籲民眾減少聚會：「否則這恐怕會是與祖父母團聚的最後一個聖誕節」。因為在發表演講的前 24 小時，德國單日死亡人數突然暴增至 590 人。[23]

言者諄諄 聽者藐藐，就如第一段所言，德國迎來新冠海嘯，就算不如鄰國慘烈，也夠讓梅克爾痛心疾首了！雪上加霜的是，英國出現傳染力增加 70% 的變種新冠病毒，倫敦、英國東南部病例大爆發，英國首相強生（Boris Johnson）已經宣布倫敦及東南區進入第四級「封城」的最高警戒，2 千 1 百萬人行動受到限制，根據英國官方統計，全英國 12 月

20 日新增 35,928 例新冠病例，新增病例是前一周的兩倍。[24]
九天後，新增確診病例更飆升至 53,135 例。[25] 當然，這樣「武功高強」的新冠病毒，迅速打破國界，侵入到其他國家，真的實現「有難同當」！

　　囂張的二、三波疫情，不僅沖垮西歐國家的民主試煉，也像回馬槍一樣，再度痛擊全球多數國家的防疫！類似瑞典佛系防疫的日本，在 2020 年 11 月 18 日新冠肺炎確診人數單日增加 2,203 人，創下史上新高時，首相菅義偉仍婆婆媽媽地呼籲日本國民「安靜的口罩聚餐」。被日本醫師會指責疫情升溫破口、為振興觀光業的「Go to Travel」優惠政策，是否要檢討修正？菅義偉沒有回答。[26] 一再敷衍了事的結果，12 月 6 日全國單日新增人數首次破六千例，尤其是首都圈瀕臨失控邊緣，東京新增更暴增到 2,400 人以上，醫療提供體系已達最高的紅色警戒線。菅義偉才對東京都、千葉縣、埼玉縣及神奈川縣等首都圈 1 都 3 縣發布「緊急事態宣言」，從 2020 年 12 月 8 日起生效，將持續到 2021 年 2 月 7 日，為期一個月。[27]

但是病毒不會坐視良機不坐大，2021 年新年剛過，1 月 7 日，日本全國確診人數衝破七千大關。才於 2020 年在防疫成效上獲得歐美媒體讚揚的日本，在政治角力導致決策遲緩、醫護資源告急、以及東京奧運選擇「與病毒共存」三個原因下，似乎一籌莫展 28，導致 122 名新冠肺炎確診者在家病情惡化「猝死」。29

　　相對於日本疫情失控，南韓似乎稍為好一點，但也是破綻百出。在 2 月才爆發「大邱新天地會」事件的南韓，在 2020 年 8 月中過後，居然在九天內累計新增確診 2232 例，而且與「愛第一」教會相關的病例達 732 例。更可怕的是，這是韓國自 2020 年 1 月 20 日發現第一例確診病例以來，首次所有行政區同時出現確診患者。莫怪韓國總統文在寅在 2020 年 8 月 21 日前往首爾檢查防疫工作時稱，「這是新冠肺炎疫情發生以來，韓國面臨的最大危機。」30 這一波疫情高潮迭起，一直沒有緩和，到 2020 年 12 月 10 日南韓累計確診跨過四萬大關，為避免醫療體系崩盤，衛生部宣布打造由貨櫃改裝，類似武漢方艙醫院的流動病床，分布在首爾

150 處醫療院所。31

南韓疫情起起伏伏，多不脫教會神祇的干係。孔子在《論語・雍也篇》中說道：「務民之義，敬鬼神而遠之，可謂知矣。」南韓民眾擁抱神祇，因此拉進彼此距離。在新冠病毒肆虐的時刻，這些信徒不僅要「敬鬼神而遠之」，更要「敬病毒而遠之」！

新加坡是一個人口只有 570 萬人的小國，因地處海洋交通要衝，善於利用地利，成為東南亞最先進國家，但是新冠病毒確診病例，在 2021 年初統計居然高達 59,000 人，遠超過人口約它十倍的南韓。新加坡近 1/3 的人口不是新加坡公民，在總人口 570 萬人當中占 150 萬人之多。有人批評它是「準馬克思主義」社會，技術官僚的唯物主義主宰新加坡，而經濟則凌駕一切。32

在新冠肺炎襲捲全球的初期，新加坡抗疫成果看似良好，一度被評為災後最具復原潛力的國家之一。隨後《紐約

時報》譏諷它「幾乎做對了每件事」，指出新加坡近期絕大多數新增的病例都出現在外來勞動階層，這個群體在新加坡有數十萬人口，長期維持著該國運行，過往卻未受新加坡富裕居民的注意，將健康勞工與染病勞工放在一起隔離的作法加速了病毒傳播。33 新加坡全國有 43 間「專門建造宿舍」（purpose-built dormitories），用以管理 WP 工作准證持有人（WP 即 Work Permit，無學歷要求，月薪低於新幣兩千元）。一間宿舍房間大多可容納 10 ～ 12 人，如此密集接觸的環境，被視為容易造成群聚感染的主因。34

新加坡畢竟反應快速，2020 年九月後，新增病例銳減，2021 年元月初，當成防疫飯店的新加坡文華大酒店疑似發生群聚感染，13 名飯店隔離者相繼確診新冠肺炎 35，差一點把防疫飯店變成陸上「鑽石公主號」，幸好有驚無險，疫情未再擴大。

地球之肺竟缺氧，
醫生職司判生死

前一章提到印度總理莫迪曾在 2020 年 3 月 24 日警告印度國民：「如果我們不遵守 21 天禁足，全國會倒退 21 年。」至 2021 年 1 月 20 日截止，全球新冠病毒感染確診數 9,620 萬，其中美國 2,450 萬居冠，其次是印度 1,060 萬，第三名是巴西 864 萬。印度人口約 13.5 億人，巴西人口約 2.1 億人，以單位人口染疫比例換算，巴西幾乎是印度的五倍。而 2018 年巴西人均收入 9,140 美元，印度是 2,020 美元，兩者相距四倍以上。相對富有的巴西，和人均收入達 62,850 美元的美國，不是沒錢防疫，而是人謀不臧。

2020 年 5 月 20 日，巴西已成為全球新冠病毒感染病例第三多的國家，當時比巴西多的只有美國和俄羅斯。巴西總

統波索納洛（Jair Bolsonaro）卻對病毒風險不屑一顧，並將新冠病毒感染比作「小流感」，還呼籲各州州長解除封鎖，導致衛生部長泰奇（Nelson Teich）辭職，而泰奇的前任才因與總統在保持社交距離的措施上有分歧而被解僱。波索納洛將關閉企業和學校以及限制公共交通稱為「焦土」政策。波索納洛把精力放在減少疫情對經濟的影響，還得到許多人支持。當時，位於巴西西北部，以雨林與自然遺產聞名的亞馬遜州已有近 2.1 萬病例確診。該州首府瑪瑙斯（Manaus）的醫療系統已經不堪重負。[36]

到 2020 年 5 月 29 日，根據巴西聯邦護理師委員會和國際護理師理事會統計，巴西已有超過 1 萬 7 千名護理師感染新冠病毒，至少 157 人喪生，死亡人數高於美國的 146 人和英國的 77 人。[37]2020 年 6 月 1 日，CNN 報導指出新冠肺炎疫情引發民眾恐懼不安，原本應是民粹總統大顯身手的時機，但是他們擅長的威嚇、散布恐懼和政治宣傳手法失效，使美國、巴西和俄羅斯三位大男人主義總統的防疫表現，威風盡失。[38]

更荒唐的是，波索納洛 2020 年 7 月 7 日確診後，不遵循社交距離，甚至在記者會上摘下口罩，宣布自己檢測結果為陽性，危害現場記者生命。巴西記者協會主席所薩（Paulo Jeronimo de Souza）表示，巴西不能一直看著不負責任的行為，以及明顯危害公共衛生的罪行，因此將在巴西最高法院提出訴訟，對象當然是總統波索納洛。39

除了波索納洛本人，他的妻子蜜雪兒 7 月底確診，多名家庭成員已陸續感染新冠病毒，蜜雪兒的外祖母也染疫病逝。到 2020 年 8 月 16 日，巴西有五位部長染疫。40 波索納洛依然鐵石心腸，巴西《聖保羅頁報》（Folha de Sao Paulo）刊登的民調結果出乎意料，47％受訪民眾完全不把疫情奪走人命怪罪到波索納洛身上，僅 11％認為他必須扛責，究其原因，可能與政府提供低收入和非正規勞工緊急補助款有關。41 錢能使鬼推磨，莫此為甚。

屋漏偏逢連夜雨，巴西變種病毒株 B.1.1.28 於 2021 年元月，在有「地球之肺」稱呼的亞馬遜雨林肆虐，亞馬遜州州

長利馬（Wilson Lima）表示：「在第一波疫情高峰時，亞馬遜州的重症病房，每日的氧氣消耗量是三萬立方米；但如今卻已高達七萬立方米，而亞馬遜州氧氣體工廠就算產能全開，不管是否超出安全極限，每日最多也只能氧氣 4 萬 2,000 立方米，根本趕不上爆炸性的重症疫情海嘯般的需求。」42

「地球之肺」竟缺氧，已經夠離譜，前線醫療人員不足，連還沒有完成護理學院學業的護生，也為了因應緊急防疫需求而動員直上前線重症病房。200 萬人口的首府瑪瑙斯，每天都有 250 人染疫死亡。第一線醫生史騰表示：「我不斷收到親友家屬央求急救病床的電話，但當我們好不容易騰出空間時，電話彼端等不到病床的患者，卻往往早已死去…我當醫生是為救人，但現在卻變成了每天非得判斷『何人該死』？我覺得很痛苦，我只禱告一切能夠結束。」42

「地球之肺」缺氧，醫生職司判生死，無暇救人，還有比這更悲慘的世界嗎？

病毒封城日月長，
人情淡薄紙一張

　　13 ～ 17 世紀之間，歐洲流行黑死病，疫情在 1664 年～
1666 年間達到巔峰，僅倫敦一地就有約十萬人喪命，佔當時
倫敦市總人口的 1/4。位於曼徹斯特東南側的伊姆村，當時
是一個慘遭黑死病蹂躪的村莊，你能看見的是空蕩蕩的街道
和塗抹著白色十字架的大門，在那緊閉門後會有奄奄一息的
人在哀泣。當地村民擔心黑死病會往北蔓延，繼而摧毀其他
社區和城鎮，竟毅然決然地在教區牧師威廉·蒙佩森（William
Mompesson）的指引下，選擇將自己隔離起來，用石頭疊起
一圈圍牆，並發誓絕不會越過圍牆。這些村民還包括了那些
沒有表現出任何染病跡象的人。封村期間，村民們只得依靠
存糧及附近城鎮人的救濟度日。他們選擇跟死神住在一起，
不知道誰會成為下一個被這未知疾病所吞噬的人。到 1666
年 8 月，黑死病疫情已給伊姆帶來了毀滅性的災難：344 個

村民中就有 267 個人死亡。[43] 這悲壯的歷史，使伊姆村名垂千古！

黑死病在中世紀的歐洲，所引起的恐慌，絕對不遜於全世界現正面臨的新冠肺炎！一般人避疫唯恐不及，像伊姆村村民，願意犧牲小我的人畢竟不多。多數人聞疫色變，築起自掃門前雪的心態因應，連以潔癖聞名的日本，也無法避免。

2020 年 7 月 27 日，疫情延燒的日本，共增 598 例確診，東京、大阪兩大都市病例陡增，讓日本政府傷透腦筋，但日本媒體報導壓力最大的是背負「日本唯一零確診縣」，唯一「淨土」，被外媒稱呼為「岩手縣的奇蹟」的當地居民。為了維護亮眼成績，當地居民「壓力爆表」！一名在岩手縣長大、住在東京的 26 歲男子，傳訊息向老家父親表示想回家看看，但他的父親馬上說：「絕對不要回來！」，又說「成為『岩手 1 號』可不是只有上個新聞就能了事的！」。其他網友也留言表示「我妹住在岩手縣，她說如果成為第一例，就活不下去了」，甚至有網友分享故鄉有人因為帶病毒回老

家，導致老家家人被鄰居丟石頭、辱罵。[44]

　　2020 年 7 月 29 日，岩手縣終於失守，首例患者是一名住在盛岡市的四十多歲男性，他在 22 日到關東地區和朋友一起露營，26 日回到岩手縣覺得身體不適，29 日確診。而患者發病之後還到公司上班兩天。首例確診者當然被網友瘋狂肉搜，他任職公司的電話、官網被憤怒民眾打爆，伺服器一度當機。對此，岩手縣知事達增拓也嚴正呼籲民眾理性，「我可能也不得不化身為鬼，嚴正對付妨害病患名譽的行為」。事實上日本各地紛紛出現類似的現象，有民眾將愛媛縣今治市首例確診者的個資、肖像印成傳單，發送到各家信箱，甚至還張貼在路邊，讓不少人傻眼，直呼這根本就是「通緝」。[45]

　　古有云「世態炎涼冷如霜，人情淡薄紙一張」，此語正好恰如其分地反映這種因恐疫進而過度防衛的心態！

　　為了抑制疫情，各國都祭出不同程度的防疫手段，包括

封閉邊界、禁止旅行與大型聚會，關閉學校和娛樂場所，限制人民出入行動，以及鼓勵在家工作等。網路上就有冷笑話指出，2020 年年底我們將目睹「冠狀病毒嬰兒潮」，而到 2033 年時他們會成為所謂的「隔離世代」。46 疫情壓縮公共生活，很多人會出現較高的壓力、憂鬱與焦慮情緒。緊接著 2003 年 SARS 後的 2004 年，香港的離婚率比 2002 年提高了 21%。是否疫情讓人看清婚姻現實？還是有其他原因？疫情減少人際接觸，小家庭們於是回到了一個較為「原始」的狀態，有人評論這場疫情讓西方社會的家庭回到了 1950 年代的樣貌。46 似乎不見得全是壞事。

但是，有一項不可忽視的發展，在新冠肺炎肆虐全球的當下，必然會加速推進。美國地理學教授賈德・戴蒙（Jared Diamond），在他出版《動盪》一書中，寫道：「一般美國手機用戶平均每四分鐘檢查一次手機，每天至少花六小時看手機或電腦螢幕，每天花十小時以上（即大多數清醒的時間）連接某種電子設備。結果大部分美國人不再感受到彼此是活生生的人類，可以看到對方的臉孔和身體動作，聽到對方的

聲音，了解對方這個人。」47

　　在承平時期的美國社會，「大部分美國人不再感受到彼此是活生生的人類」，這種描述雖然有點「危言聳聽」，病毒封城下的人類，更可能會再進化到另外一個階段：從網路「看到對方的臉孔和身體動作，聽到對方的聲音，了解對方這個人。」。這當然不會是「雞犬之聲相聞」的社會，而是加速推向「民至老死不相往來」的生活狀態，美國如此，全球皆然！對全民生活以及許多行業存活的影響，我們下一章會「蜻蜓點水」般觸及。若要詳述，恐怕「一千零一頁」也講不完！

　　《水滸傳》第 28 回〈武松醉打蔣門神〉中曾描述武松到了蔣門神所霸佔的酒店，看到的對聯是：「醉里乾坤大，壺中日月長。」這是古代酒店典型常用的對聯，用意當然是想吸引酒客上門。在新冠病毒籠罩全球的時刻，也許很多人會悶得需要藉酒澆愁，但是對於絕大多數人，「病毒乾坤大，封城日月長」毋寧是最無可奈何的寫照！

【第八章參考文獻、報導】

1. 盧伯華：德媒：新冠疫情加速推動中國崛起 西方民主體制顯露敗象，中時新聞網，20：342020/11/24。
2. 蔡鵑如：佛系防疫拖累 瑞典上半年死亡數創 150 年新高，中時新聞網，17：212020/08/21。
3. 蘋果日報：佛系抗疫代價沉重 瑞典上半年死亡人數創 150 年來新高，2020/08/23 02：56。
4. 《齊評天下：石齊平》美國給全球上了一課，中時新聞網，20：232020/10/29。
5. 吳映璠：美單日確診破 20 萬創紀錄 拜登顧問：美將進入新冠地獄，中時新聞網，15：122020/11/11。
6. 吳映璠：1 分鐘死 1 人 美新冠病歿數破 25 萬人 囚犯充當屍體搬運工，中時新聞網，10：502020/11/19。
7. 馮英志：川普長子小唐納確診 曾稱「新冠死人沒什麼」，中時新聞網，07：72020/11/21。
8. 蔡鵑如：單日確診破 40 萬 美疫情大爆發，中時新聞網，04：102020/12/21。
9. 自由時報 / 即時新聞 / 綜合報導：假期病例數激增！ 美國確診突破 2000 萬，2021/01/02 06：59。
10. 【暗黑觀察】陳美霞 / 美國良心知識分子對醫療體系的控訴，聯合新聞網 / 聯經出版，2020-12-09 09：11。
11. 吳怡靜：4 年創造 1860 萬個工作機會！拜登：美國回來了，我們說到做到，天下雜誌 713 期，2020-12-14。
12. 頭條日報：美國國會山莊自 1814 年以來首度淪陷 白宮亦曾遭殃，2021-01-07 15：04。
13. 吳映璠：川粉攻陷國會驚呆全世界 英相痛批可恥 多國籲和平轉移政權，中時新聞網，14：082021/01/07。
14. 中央社華盛頓 6 日報導：川粉讓美國變香蕉共和國 小布希批同黨同志挑撥，2021/01/07 11：04。
15. 維基百科：香蕉共和國，本頁面最後修訂於 2020 年 12 月 13 日 （星期日）01：06。
16. 中央社：川粉攻佔國會之際 疫情單日病故破 4000 創新高，13：352021/01/08。

17. 李京倫：柏林、倫敦、巴黎等城市廿九日出現反對防疫限制的示威，聯合報，2020-08-31 00：08。

18. 陳韻涵：9 天增百萬…歐洲再淪疫情震央，聯合報，2020-10-19 02：25。

19. 聯合報 / 轉角國際：凜冬襲來的「第二次衝擊」！法國全境、德國再度啟動防疫封鎖，2020/10/29。

20. 楊幼蘭：巴黎新冠封城前大瘋逃 車陣綿延數百英里 日用品搶購一空，中時新聞網，09：402020/10/30。

21. 自由時報 / 即時新聞 / 綜合報導：歐洲疫情升溫 義大利重疫區 2 度封城，2020/11/05 10：45。

22. 邱宜君：疫情持續延燒！世衛總部已 65 人感染 韓國重罰不戴口罩，聯合報，2020-11-18 11：45。

23. 程怡萱：（影）別過最後一個聖誕節！梅克爾激動籲防疫 雙手合十還流淚哽咽，新頭殼 newtalk，2020.12.10 | 15：06。

24. 吳映璠：變種新冠病毒大爆炸 擴散全英 入侵澳洲四國，中時新聞網，13：462020/12/21。

25. 自由時報 / 即時新聞 / 綜合報導：英國週二暴增 5.3 萬例再創新高 衛生大臣：國民保健署壓力前所未見，2020/12/30 07：56。

26. 蔡佩芳：日本新冠疫情創新高 日相菅義偉拋「安靜的口罩聚餐」，聯合報，2020-11-19 09：59。

27. 林翠儀：首都圈疫情瀕失控！日本第 2 度發布緊急宣言 為期一個月，自由時報，2021/01/07 16：43。

28. 福澤喬撰文、李頤欣編輯：春天還能去日本嗎？單日暴增 7 千例，再發緊急宣言…日本疫情為何二度失控？商周，2021.01.07。

29. 王芊淩：COVID-19 / 日本疫情失控！122 名新冠肺炎確診者在家病情惡化「猝死」，Heho 健康網，2021-01-07。

30. 北京新浪網：教會又爆聚集感染、確診信徒出逃，韓國疫情現「最大危機」，2020-08-23 08：29。

31. 蔡鵬如 、李文輝：疫急！美建野戰醫院 南韓蓋方艙，中時新聞網，04：102020/12/11。

32. 聯合報 / 鳴人選書：不尋常的人才外流：新加坡「準馬克思」社會下的人口流動，21 May,2020。

33. 自由時報 / 即時新聞 / 綜合報導：「幾乎做對了每件事」 紐時曝新加坡防疫

捌、浪花淘盡自由夢 病毒封城日月長

破功關鍵，2020-04-22 14：35：25。

34. 陳洸銘：「新加坡式管理」下的大型移工宿舍，為何仍成防疫破口？聯合報 / 鳴人堂，27 Apr, 2020。

35. 侯姿瑩：新加坡防疫飯店疑群聚感染 員工將定期採檢，中央社，2021/01/05 17：39。

36. BBC NEWS｜中文：巴西新冠病毒確診病例居全球第三，2020 年 5 月 20 日。

37. 唐雅陵：巴西疫情嚴峻 護理師染疫死亡人數冠全球，中央社， 2020/05/29 07：30。

38. CNN：美俄巴西總統不科學抗疫 災情全球前 3 名，中央社，2020/06/01 10：07。

39. 自由時報 / 即時新聞 / 綜合報導：巴西總統宣布確診竟摘口罩 記者協會提告，2020-07-09 09：10：19。

40. 中央社：巴西第一夫人確診武漢肺炎 內閣累計 5 人染疫， 2020/07/31 03：41。

41. 路透社 中文新聞：巴西疫情嚴峻逾 10 萬人不治 近半民眾不怪總統，2020 年 8 月月 16 日 下午 01：50。

42. 聯合報 / 轉角國際：巴西變種病毒夾擊？地球之肺的人類哭號 ... 亞馬遜「全州醫療崩潰」，2021/01/15。

43. 埃莉諾 • 羅斯（Eleanor Ross）：伊姆村：隔離黑死病的寧靜村莊，BBC NEWS 中文，2020 年 1 月 28 日。

44. 自由時報 / 即時新聞 / 綜合報導：帶病毒返鄉可能會被丟石頭！ 日本唯一「淨土」居民壓力爆表，2020-07-28 11：37：21。

45. 自由時報 / 即時新聞 / 綜合報導：「岩手一號確診」遭肉搜、公司電話被打爆 縣長電話呼籲民眾理性，2020-08-04 13：23：59。

46. 聯合報 / 鳴人堂：愛經不起災難考驗？在疫情中重新思考親密關係，01 May,2020。

47. 賈德 • 戴蒙（Jared Diamond）著，莊安祺譯：「動盪 - 國家如何化解危局成功轉型？」（Upheaval： Turning Points for Nations in Crisis），時報文化出版企業股份有限公司，2019 年 11 月 29 日初版一刷。

玖．萬物之靈也失靈──
　一朝夢醒誰獨大

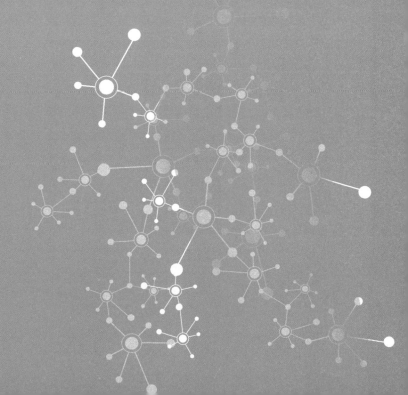

萬物之靈成殺手，
病毒無意殃無辜

　　《唐吉訶德》是西班牙作家塞萬提斯撰寫的小說，主角唐吉訶德幻想自己是個騎士，做出種種令人匪夷所思的行徑，戲劇性十足，但塞萬提斯藉機諷刺傲慢自恃的人性，並高舉行俠仗義的古風，才是小說的精華所在。新冠病毒的蔓延形同人類自作孽，劇情宛如唐吉訶德被囚犯拘禁的情節，但是，這膽敢囚禁人的不是人，是病毒！庶民遭殃已經夠可憐，而殃及其他物種，更可嘆！

　　2020 年 4 月初，美國紐約市布朗克斯動物園的一隻馬來虎，出現明顯咳嗽、呼吸急促等上呼吸道問題，並測出病毒陽性，動物也會被人類傳染新冠肺炎就此證實。隨後布朗克斯動物園內，又傳出了三頭老虎、五頭非洲獅等一共八

頭大型貓科動物確診的消息。2020 年 4 月 26 日，人和新冠病毒的戰爭，戰火方殷，荷蘭農業部證實，南部大城恩荷芬（Eindhoven）近郊的兩座皮草養殖場，確認出現動物感染新冠病毒的疫情。皮草場裡畜養的「水貂」，出現呼吸困難等疑似肺炎症狀，並檢測出病毒陽性。恩荷芬一帶是荷蘭的重症疫區，因此這些出現症狀的水貂，應是遭到已帶病毒的牧場員工傳染。[1]

無獨有偶，西班牙濱海度假勝地瓦倫西亞（Valencia）西北面一個小鎮養貂場，有七名員工在 5 月底確診新冠肺炎，到 2020 年 7 月 13 日發現 87% 的水貂遭到感染，因此決定撲殺該養殖內約 92,700 隻水貂。[2] 疫情嚴峻的美國中西部，也因「人傳貂」，導致上萬名水貂死亡。[3]

最慘的是，全球最大貂皮生產國丹麥的水貂。在 2020 年 11 月 4 日的疫情記者會上，丹麥政府宣佈國內多座水貂養殖場的水貂感染新冠病毒，而且這些水貂身上的病毒不僅已經發生變異，同時也有 12 人感染了相同的病毒。丹麥政

府擔憂由貂傳染給人的突變種，會演變成大規模擴散，率先撲殺將近 1 千 5 百萬隻的水貂，使得原先就因為全球禁用皮草、加上疫情重創緊縮的經濟，現又面臨幾乎全面滅絕水貂，讓丹麥的貂皮產業處於搖搖欲墜的崩潰邊緣。4

　　除了歐洲的水貂，中國因為疫情，讓長久以來為人垢病的「野味文化」，被提出來重新檢討。其中，最具代表性的就是養竹鼠。以中國竹鼠養殖業最繁盛的廣西為例，有十萬人從事竹鼠養殖，產值達 20 億元，佔全國的七成。據報導，全中國飼養的竹鼠至少約六千萬隻。廣西竹鼠養殖戶裡近兩成是貧窮人家，每養一隻鼠，至多可以獲得 120 元人民幣的補助，遠遠高於其他家禽家畜。曾經靠著飼養竹鼠翻身的一名廣西貧農透露，若不是因為這場瘟疫，他的竹鼠事業，產值大概可以衝到 400 萬人民幣。倘若擴大到其他野味、皮草、中藥等，整個中國則至少有 1,400 萬人靠著野生動物產業鏈生存，產值更高達 730 億美元。當然這場禁絕野味的行動，能持續多久，就看中國政府的決心和毅力了。5

當然，不是所有動物都蒙受池魚之殃，有的因為人類忙著因應疫情，關起門來，反而難得享受更自在的空間！ 2020年4月6日英國確診病例數來到48,000例，連英國首相強生也中標，他在3月23日宣布為期三週的禁令，要求民眾除了購買必要物資和上班外不得外出，該禁足令也使英國大街上人潮減少，不過住宅區與公園卻出現了大批鹿群，牠們悠閒的躺在草皮上完全不受干擾，成為特殊另類的風景。當地目擊者狄恩（Dean Zetter）表示他在工作時意外發現有20隻鹿，他說：「我偶然發現牠們，遛狗的居民沒有理牠們，狗沒有吠叫或嚇牠們，這是一天美好的開始」！6

　　另外，印度奧里薩邦的 Rushikulya rookery 海岸是世界著名的**欖蠵龜**築巢地。過去因為人類對海灘的過度開發，遊客眾多，導致原本習慣白天集體上岸產卵的**欖蠵龜**，竟變成了晚上活動。不過，因為新冠肺炎疫情肆虐，印度從2020年3月24日開始全境封鎖21天，讓沙灘上不再有遊客，變得空蕩蕩，竟然使得**欖蠵龜**恢復了原來的生活習慣，開始在白天上岸產卵。森林部門的工作人員指出，「今年3月對我

們來說非常特別，因為白天和晚上來產卵的欖蠵龜數量差不多，單週就有將近 28 萬隻欖蠵龜上岸產卵！真的是七年來首見。」網友們看完照片後紛紛直呼「這畫面超美」、「人類真的是大自然的殺手」、「欖蠵龜們一定很開心」！7

　　一樣有生命的病毒，大概想不到，把人類逼到牆角，除了不幸殃及池魚，竟然還可以讓另類生物開心，自詡「萬物之靈」的我們，又是大自然的殺手，還能不慚愧嗎？

眾生平等存佛心，
一飯難度四海情

　　佛教講求眾生平等，因為佛陀在世時，種性制度就已經在印度生根。佛陀的弟子中，有不少來自於外道的信徒，經過佛法薰陶，轉而飯依佛陀門下，成為弟子。新冠病毒不長眼睛，也無佛心，無意間闖出大禍，竟然加重人世間的不平等，大概佛祖始料未及。

　　以旅遊、住宿、飲食、休閒等多種密切相關的行業為例，它們原本提供了大量的就業機會，因疫情衍生的種種限制措施，成為受打擊最大的行業，聯合國世界旅遊組織（UNWTO）在 2020 年 7 月做出預測，如果出入境限制等措施持續到 12 月，2020 年全球遊客最多將比前一年減少約八成，這是 1950 年以來最大降幅，損失達 1.2 兆美元，也將有

1.2 億人陷入失業危機。[8]

　　但是，就像天下雜誌編輯在 2020 年 6 月採訪和碩集團董事長童子賢時，童董事長所云：「相較銀行、政府實施各種減稅、降低租金、利息，有大型旅館曾經過去一個月一個客人都沒有，租金卻一毛錢都不動，完全按照原來合約走。」、「當別的地方哀鴻遍野，有資產的房東卻不動如山，我隱隱約約覺得，現代體制和法規是不是有些地方不太對。」[9] 所以，才有集團 2020 年第一季營運成績單亮眼，稅後淨利激增年成長竟達 84%，總資產還因此創歷史新高，真是諷刺。

　　馬丁・沃夫於 2020 年 7 月在《商業周刊》撰文指出，疫情勢必加劇許多先前的不平等。一些最大的援助流向了金融部門，就像金融海嘯中發生的那樣。[10] 最可怕的，莫過於慈善救援組織樂施會（Oxfam）在 2021 年 1 月 25 日發出的《世界不平等報告》，指出這次疫情使得極端貧窮者的全球數量大舉增加了二億～五億人，全球收入中位數以下家庭的資產衝擊，恐需十年以上才能恢復。但是，全球前 1% 富豪

資產早已在全球爆發的九個月內就恢復「疫前水準」，他們賺到的『災難財』，利潤豐厚到足以拯救全世界的『疫後窮人』。11

　　樂施會提到極端貧窮人口，非洲應該占相當大的部分。截至 2020 年 7 月中，非洲確診的新冠肺炎病患超過 70 萬，死亡人數約為 15,000 多人，死亡率約為 2%，但非洲人口佔世界的 17%，新冠肺炎卻僅佔全球總病例的 4.7% 和死亡率的 2.3%，顯見統計偏差。根據國際勞工組織 2018 年的統計，在非洲，有近九成的勞工屬於非正規就業，包括露天市場的水果商、獨立的家庭手工業、非法雇用的採礦者與農場工等。這些不穩定的工作收入，在承平時期，已經有糧食困境。從 2020 年 6 月開始，封鎖帶來的毀滅性效應不只是收入銳減，甚至會讓食物消失。許多地區進入告急階段，可能使非洲二億多人（特別是兒童）營養不良甚至餓死的風險。「還沒病死，就先餓死？」12 絕對不是危言聳聽！

　　就算富裕的美國，疫情大流行也重創該國經濟，導致數

以百萬計的美國人因而失業或減少工時和薪水。有一份調查指出，自疫情大流行以來，有近 14% 的美國人表示已耗盡早前所存的應急儲蓄。而另有 11% 的美國人表示，為支付其日常開支，不得不去借錢。13

　　看來眾生平等，在疫情肆虐的當下，只能存在我佛心中。一飯難求，已經是很多中下階層人的困境。如何普渡眾生，減輕因疫情惡化的貧富差距，需要各國領導人發揮智慧，一起來解決。

病毒無語笑人愁，
冷眼旁觀眾生相

　　《續金瓶梅》第 30 回有一副對聯寫道：「天地有情容我醉；江山無語笑人愁。」這通俗而有趣味的對聯，當然是寫給買醉的酒客看的。江山若改成病毒，則「病毒無語笑人愁」，可以更貼切地反映新冠病毒禍殃全球後，引起世人的痛苦和憂愁！這場瘟疫造成的浮世繪，絕對洋洋灑灑，甚至於罄竹難書！

　　這是典型的世界大戰，參戰的國家，和受害人的規模，堪比第一次及第二次世界大戰！當然，這是人和新冠病毒的戰爭，沒有槍炮聲、也沒有煙硝味，卻使很多國家屍首橫陳、哀鴻遍野！打不過病毒的人，只好找禍首出氣。禍首遠在天邊，只好找像禍首的人下手。海外華人或像華人的東方人，

成了受氣包，例子多不勝數。最能反映這狀況的，莫過於林書豪的臉書自述了。

旅美打進美國 NBA 職籃的台裔名將林書豪，於 2020 年 4 月 6 日，在臉書發了一篇 3,600 字的長文。林書豪以《黑暗尚未獲勝》為開頭，詳述這段時間在美國，身為亞裔美國人所遭受的許多難以言喻的種族歧視。文中，林書豪提到從小到大他一直因為亞裔身分而受到不平等的對待，有太多次被叫做「chink（中國佬）」、「orch dork（玩樂器的書呆子）」或是「chicken lo mein（雞肉撈麵）」，即便是在「林來瘋」的那段時間也不例外。在疫情籠罩下，情況更糟糕。他舉例說在德州的米德蘭，有人試圖用刀襲擊一個帶有兩個小孩的家庭，就只因為他們是亞洲人。在「停止仇恨亞太裔（Stop AAPI Hate）」這個組織創立之後的一周內，就有超過 700 例因為疫情而歧視亞裔美國人的通報案件（這個數字還只代表了有向該組織通報的案例）！ 14

即使身處逆境，林書豪也不忘強調自己是一個樂觀的夢

想家，相信在這片黑暗之中，我們還是能夠選擇光明的。他也強調不論你現在感到多麼無助，我們並不孤單，除了一起感受悲痛，也一定能一起克服困境，成為衝破黑暗的那道光。沒想到文章刊出後，返回北京打球的林書豪，卻引來排山倒海的批評與謾罵 14。仇視亞太裔的暴力行為，在 2020 年疫情爆發的早期，幾乎每星期有兩百起，之後稍緩，但從未止住，到 2021 年 2 月底，通報累計到 3 千例。15

　　平民總統拜登深深體會川普任內煽動的仇外心態，上任不到十天，在備忘錄指示聯邦機構，禁止將新冠病毒與特定地理位置做連結，在病毒加上「中國」與「武漢」等地標。據報導，拜登在備忘錄中表示，「煽動性與排外性的言詞導致亞裔美國人與太平洋島國民眾、家庭、社群以及商業遭到仇視、處於險境之中」，這是不能接受的。16 希望這樣的宣示，有助於化解日益深化的，對亞裔的歧視與攻擊。

　　疫情的衝擊又快又全面性，很多國家一時措手不及，政策紊亂，前面章節已經有著墨一些。這裡再舉澳大利亞為例，

它的衛生福利部長初期不曉得新冠病毒的厲害，還同意確診患者可以外出運動！有醫院「非新冠肺炎」的部門不准護士戴上口罩，怕會引起恐慌，防護裝備也沒有統一的標準。到2020 年 8 月 17 日，維多利亞省統計確診人數約有 16,000 多例，占澳洲確診人數 23,000 例的七成左右，其中有約上千位醫護人員感染確診。長期在腦部受損患者養護中心工作的一名台裔護士，分享心得說：「因為腦部受損，病患對有關肺炎疫情新聞的理解力較差，有些患者認為病毒是政府的詭計或陰謀，認為是中國送來病毒。」還有精神科病房工作的護士戴上口罩，病人看不到她們的臉，會感到更困惑或焦慮，甚至會以為她們要搶劫還是幹嘛！ [17]

人和新冠病毒的戰爭，影響層面之廣，應該有歷史學者深入探討。學生不能正常上學就是其中一例，而且幾乎是世界性的問題。以日本為例，2020 年 3 月底疫情爆發後，各級學校為了防疫，紛紛停課並改以遠端線上教學維持進度。但對大學生來說，疫情爆發前，廣闊的校地、自由的學風、參加不完的運動賽事、跑不完的社交活動，是大多數人嚮往的、

精彩萬分的大學生活。原本應該有的大學生活，疫情後完全走了味。關在家中，缺乏與同儕間的群體連結；聽課發現疑問時，無法即時向同學求救，進度落後，因此衍生大學退學、休學潮。有神經專科醫療團隊驚覺問題嚴重，對 1,700 名大學生展開調查，居然發現有 44% 的學生可能罹患憂鬱症。莫怪有網路留言：「好痛苦，好難過，把大學生活還給我，把理想還給我。」、「我到底是為了什麼選擇升學？媽，對不起！」18

該對不起的是人，還是闖出大禍的病毒，在戰事方殷的時候，已經無暇追究！可以確定的是，他們將是另外一種「失落的一代」！

仗才要開始打的人，絕對只想逃過一劫，沒有多少人會想到後事，甚至於勞駕葬儀社辦事！根據報導，大阪一名 30 歲的男子在 2021 年 1 月中出現發燒症狀，經過檢測確認染疫，隨即在家裡隔離療養。不久後收到一封政府寄來的文件，裡面包括確診勸告書、療養注意事項以及可提供諮詢的聯絡

電話等資料。看來政府相當暖心關懷，沒想到信封背面竟然印有日本知名葬儀社「公益社」的廣告，讓他原本就因染疫而沮喪的心情，備受打擊，不禁悲從中來。他向大阪政府喊話，指出這樣無心的舉動，會將確診者的精神狀態逼到絕境。此事傳開後，大阪市政府的負責人出面澄清，表示為了確保收入，從 2006 年度起，在業務信封上刊登廣告，「公益社」的廣告則從前一年開始刊登，雖然不是針對新冠確診者，但也的確是思考不周。19

　　許多人因病而死，當然可憐；患病後能存活，當然是不幸中的大幸，但是，病毒造成的爪痕，既廣又深，令人浩歎！創傷症候群，不只是發生在人與人間的戰爭，也發生在人與新冠病毒間的戰爭，只差在表現方式不一樣。

　　《康健雜誌》報導一篇發表在刺絡針（The Lancet）期刊的研究發現，1,700 名從新冠肺炎痊癒的中國人，有 76% 的人至少出現一種後遺症，並持續六個月之久。最常見的症狀包括疲倦、肌肉無力、睡眠障礙、焦慮和沮喪。美國史坦

頓島大學醫院副院長古特（Thomas Gut）指出，隨著病況改善，病人隨即面臨長達一年、經過檢查卻無法解釋、也不知如何治療的後遺症，「新冠肺炎從得病到痊癒是一條漫長的道路。」另一篇研究也發現，60%的輕症病人在家自主管理、痊癒後，仍無法回到健康狀態，反而持續為虛弱、失眠、憂鬱、喘不過氣和腦霧（記憶力、專注力變差）所苦。以往走跑步機都不會覺得喘的人，罹病、痊癒後，走跑步機卻喘不過氣，而其中只有不到一成的人肺部 X 光有問題，顯示喘不過氣可能不只是肺功能受損，也許還有心血管或其他原因產生的問題。[20] 美國疾病管制暨預防中心（CDC）統計數據顯示，2020 年上半年，美國人均預期壽命少了一歲，這不僅是第二次世界大戰以來的最大降幅，而且折壽整整一年，令人看了心驚、哀嘆！[21]

　　仗還未打完，人類傷痕累累！新冠病毒雖無語還可以笑人愁，天地有情卻不容我醉，凡人只能在小說中自我陶醉了！

物競天擇非常道，
一朝夢醒誰獨大

在大衛・達曼（David Quammen）著，蔡承志譯《下一場人類大瘟疫》一書中，作者轉述歷史學家威廉・麥克尼爾（William H.McNeill）的說法：「倘若你從饑餓病毒的視角來看世界，……我們人口的數量在大約 25 年或 27 年的期間就會倍增。在能夠自行適應來侵襲我們的任何生物眼中，我們可說是很棒的標靶。」22 這說法其實太委婉了，爆增又擁擠的人類，其實是饑餓病毒或細菌很棒的「肥羊」！

人類被病毒盯上眼，早已經是人盡皆知的事。被稱為西班牙流感的 1918 年流感，即造成 1918 年 1 月～ 1920 年 12 月間，全球約有五億人感染，約兩千萬～五千萬人死亡，使其成為僅次於黑死病，人類史上致死人數最多的流行病之

一。聰明的人類難道不會趨吉避凶嗎？

　　逢曼的大部頭著作，告訴我們目前已知的人類傳染病，總計有六成左右經常會跨物種跳躍，當中包括這半世紀以來，為我們熟知的愛滋病、伊波拉、禽流感、新型流感、SARS、中東呼吸症候群（MERS），當然也包括在 2019 年中國武漢爆發、向全世界「溢出」（spillover）的新型肺炎。逢曼舉出許多證據，証實當我們過度開發有限的地球用地，把野生動物逼到牆角，消滅它們或甚至吃掉牠們，我們卻也染上牠們的疾病！人類踏進病原的地盤，創造了絕佳的條件讓自己成為新宿主，無條件地幫病原散佈，為自己招來「下一場大禍」！ 22

　　本書第六章提到美國懸疑小說作家孔茨，在 1981 年出版的驚悚小說《黑暗之眼》中，寫下大陸政府製造出來的人工病毒「武漢 -400」，差一點令美國招架不住。日本也有網友分享一張舊報紙的照片，顯示日本報社《岐阜新聞》於 1990 年 5 月 2 日出版的報紙，其中一篇標題為「2020 年，

將會有半數的人類感染傳染病」，令其他網友大讚「簡直神預言」。據悉該報導係由報社多位記者針對當時世界衛生組織的研究，經由共同討論後所撰寫的，這份報導中一些關鍵字符合現今狀況，著實令人驚訝。[23]

但是，若能從《國家地理雜誌》特約撰稿人暨知名科普作家達曼的觀點看，或者從精通病毒的專家學者的眼中看，這些預言就不是那麼神奇了！擔任《新科學人》（New Scientist）及其他相關平台記者超過 30 年，主要報導新興傳染病的黛博拉‧麥肯齊（Debora MacKenzie），在她新著《世紀病毒 COVID-19：不該爆發的全球大流行病，以及如何防止下一場浩劫》一書中提到，「至少從 2008 年開始，美國國家情報總監（Director of National Intelligence）就警告總統，一種致命的新呼吸道病毒是美國面臨最嚴重的威脅。2014 年，世界銀行和經濟合作暨發展組織就稱流行病為頭號災難性風險，甚至比恐怖主義還可怕。比爾‧蓋茲多年來也不斷疾呼，我們尚未對抵禦流行病做好準備。」[24]

看起來狼來了，不是沒人喊，喊的人的位階也不能說不高，但是，傲慢的絕大多數人類，也許被從小灌輸的「萬物之靈」、「人定勝天」所迷失，讓我們看不起比我們低階的生物，甚至於對它們予取予求。也許這場瘟疫，就像前一章提到的美國知名地理學教授賈德‧戴蒙，在接受商周獨家越洋專訪時所說：「這是一場『等著發生的災難』（waiting to happen），因為除了中國的野味市場，還有種種原因，加速全球災難的發生和擴散。」[25] 而「等著發生的災難」當然不會只有目前這一次。

　　我們小時候做錯事、講錯話，常被大人罵「沒大沒小」。這次疫情如果要找出什麼正面的影響，可以用「沒大沒小」來概括。我們自認高等生物，是錯誤的物競天擇導向所衍生。生物界能活就是老大，就是贏家，沒有誰獨大的道理！也許，這回慘痛的教訓，能給我們機會，誘發來自內心深處無限的反思，尊重任何與我們一起活在美麗星球的生物。

　　這場戰疫，還看不到盡頭。病毒不長眼睛，也不管誰是

好人、壞人，惹上它們就麻煩上身！高齡一百歲的英國二戰老兵摩爾（Tom Moore）於 2020 年 4 月在自家花園繞行走路 100 圈，藉以募款幫助醫護人員對抗新冠肺炎，義行感人。總計募得三千萬英鎊（約新台幣 11 億 5,000 萬元），2020 年 7 月還獲得英國女王伊麗莎白二世封爵。不幸於 2021 年 1 月 31 日確診入院，三天後病逝，令人扼腕。26

面對無所不在的新冠病毒，直到全球「清零」之前，沒有人能鬆懈、大意！印度疫情的大舉反撲，就是慘痛的例子。看來自己小心最重要，無論有無接種疫苗，活著不染疫才是最大的贏家！

【第九章參考文獻、報導】

1. 聯合報 / 轉角國際：荷蘭「病毒人傳貂」？兩皮草養殖場確認「水貂感染」遭封鎖，2020/04/27。
2. 新頭殼 newtalk/ 中央社：西班牙農場爆發疫情 近 10 萬隻水貂將遭撲殺，2020.07.17 | 11：25。
3. 邱宜君：美國上萬水貂染新冠死 印尼 500 萬人每天僅靠 30 元過活，聯合報，2020-10-14 11：30。
4. 聯合報 / 轉角國際：皮草大國與武肺突變？丹麥急防疫 1,500 萬頭水貂「全境撲殺」，2020/11/05。
5. 葉家均：破碎的「竹鼠脫貧夢」：中國疫情終於重擊「野味養殖圈」？聯合報 / 轉角國際，2020/04/11。
6. 聯合新聞網：英國禁足令路上人煙稀少 鹿群趁機霸佔住宅區悠閒躺草皮，2020-04-06 16：46。
7. NOWnews 國際：因疫情讓沙灘重生？印度人曝「超壯觀畫面」：7 年來首次，2020-04-07 15：50：05。
8. 蘋果新聞網：疫情傷很大！聯合國預警：全球旅遊業至少損失 35 兆，2020/07/03。
9. 吳琬瑜、林倖妃、田孟心、楊卓翰採訪：只要不是傷筋骨企業都不該隨便裁員，天下雜誌雙週刊 699 期，2020 年 6 月 3 日 -6 月 16 日。
10. 馬丁・沃夫：疫情加劇世界不平等，商業周刊 1705 期，2020-07-16。
11. 聯合報 / 轉角國際：富豪災難財，窮人死不盡：樂施會「2020 世界貧富差距報告」，2021/01/25。
12. 徐子軒：還沒病死，就先餓死？非洲疫情下的經濟與糧食危機，聯合報 / 鳴人堂，23 Jul, 2020。
13. 自由時報 / 財經頻道 / 綜合報導：疫情衝擊經濟 調查：近 14％美國人已耗盡應急儲蓄，2020/09/02 12：10。
14. 李俊毅：林書豪 3 千餘字吐美國疫情實況 竟遭 1450 灌爆？中時電子報，23：382020/04/13。
15. CBS News：Asian Americans outraged by inaction over hate crimes： "I'm just fighting for us to be seen". February 26, 2021, 10：10 AM.
16. 馮英志：拜登下令 禁止將新冠病毒加上中國或武漢等字眼，中時新聞網，

15：422021/01/27。

17. 呂嘉鴻：肺炎疫情：台灣護士在澳大利亞 疫情下的文化差異，BBC 中文記者，2020 年 8 月 18 日。

18. 李宜蓉：這不是我要的大學生活！日本爆發退學潮，TVBS News，2020/08/27 19：57。

19. 陳怡安：大阪男收到確診信件 見背面印葬儀社廣告當場崩潰，中時新聞網，14：452021/01/26。

20. 中時新聞網 / 康健雜誌：新冠肺炎痊癒 折磨還在後頭！近 8 成有嚴重後遺症，08：132021/01/26。

21. 陳成良：武漢肺炎真「么壽」！美國人平均折壽 1 年，自由時報，2021/02/18 16：42。

22. 大衛・逵曼（David Quammen）著，蔡承志譯：下一場人類大瘟疫：跨物種傳染病侵襲人類的致命接觸（Spillover Animal Infections and the Next Human Pandemic），漫遊者文化出版，2020 年 3 月初版六刷。

23. 聯合新聞網 / 綜合報導：神預言？他翻開日本 30 年前舊報紙 驚見 2020 疫情爆發，2020-07-28 17：37。

24. 黛博拉・麥肯齊著，謝佩妏、黃薇菁譯：世紀病毒COVID-19：不該爆發的全球大流行病，以及如何防止下一場浩劫，商周出版，2020/09/30。

25. 李玟儀、吳中傑：獨家專訪《槍炮、病菌與鋼鐵》作家戴蒙、比爾蓋茲狂讚的大師：這病毒是「等著發生的災難」商業周刊，2020-03-12。

26. TVBS 新聞網 ：英百歲老兵步行籌款抗疫確診後不敵疫情喪生，news.tvbs.com.tw> 全球，2021/02/03 07：03。

愛生活 37

戰疫浮生錄 新冠病毒威震八方的省思

作　　者　　壺里
視覺設計　　徐思文
主　　編　　林憶純
行銷企劃　　葉蘭芳

第五編輯部總監　梁芳春
董 事 長　　趙政岷
出 版 者　　時報文化出版企業股份有限公司
　　　　　　108019 台北市和平西路三段 240 號
　　　　　　發行專線─（02）2306-6842
　　　　　　讀者服務專線─ 0800-231-705、（02）2304-7103
　　　　　　讀者服務傳真─（02）2304-6858
　　　　　　郵撥─ 19344724 時報文化出版公司
　　　　　　信箱─ 10899 臺北華江橋郵局第 99 信箱

時報悅讀網　http://www.readingtimes.com.tw
電子郵箱　　yoho@readingtimes.com.tw
法律顧問　　理律法律事務所 陳長文律師、李念祖律師
印　　刷　　勁達印刷有限公司
初版一刷　　2021 年 6 月 4 日
定　　價　　新台幣 380 元
（缺頁或破損的書，請寄回更換）

時報文化出版公司成立於 1975 年，並於 1999 年股票上櫃公開發行，
於 2008 年脫離中時集團非屬旺中，以「尊重智慧與創意的文化事業」
為信念。

戰疫浮生錄：新冠病毒威震八方的省思 / 壺
里 作 . -- 初版 . — 臺北市：時報文化，
2021.6

　　280 面；14.8*21 公分
　　ISBN 978-957-13-8853-3（平裝）
　　1. 傳染性疾病防制 2. 病毒感染
　　412.471　　　　　　　110004588

ISBN 978-957-13-8853-3
Printed in Taiwan

晴く1106